资助项目：同济大学研究生教材建设项目（2020JC25）
国家自然科学基金面上项目（82072568）

肺癌免疫治疗
新进展

主　编　苏春霞　周彩存

副主编　赵　静

编　者　（以姓氏汉语拼音为序）

包敏伟（同济大学附属上海市肺科医院）

陈善豪（同济大学附属上海市肺科医院）

陈修远（北京大学人民医院）

储天晴（上海交通大学附属胸科医院）

储香玲（同济大学附属上海市肺科医院）

郭甜甜（复旦大学附属肿瘤医院）

季现秀（同济大学附属上海市肺科医院）

贾罄竹（陆军军医大学第二附属医院）

李　幸（河北医科大学第四医院）

李雪飞（同济大学附属上海市肺科医院）

石　琴（福建省福州肺科医院）

苏春霞（同济大学附属上海市肺科医院）

王　俊（山东第一医科大学第一附属医院）

杨　帆（北京大学人民医院）

于　慧（复旦大学附属肿瘤医院）

张　坤（上海市第十人民医院）

章必成（武汉大学人民医院）

赵　超（同济大学附属上海市肺科医院）

赵　静（同济大学附属上海市肺科医院）

周　斐（同济大学附属上海市肺科医院）

周　娟（同济大学附属上海市肺科医院）

周彩存（同济大学附属上海市肺科医院）

朱　波（陆军军医大学第二附属医院）

朱正飞（复旦大学附属肿瘤医院）

人民卫生出版社

·北　京·

图书在版编目（CIP）数据

肺癌免疫治疗新进展 / 苏春霞，周彩存主编 . —北京：人民卫生出版社，2022.8

ISBN 978-7-117-33445-7

Ⅰ.①肺⋯　Ⅱ.①苏⋯②周⋯　Ⅲ.①肺癌—肿瘤免疫疗法　Ⅳ.①R734.205

中国版本图书馆 CIP 数据核字（2022）第 145619 号

人卫智网	www.ipmph.com	医学教育、学术、考试、健康，购书智慧智能综合服务平台
人卫官网	www.pmph.com	人卫官方资讯发布平台

肺癌免疫治疗新进展
Feiai Mianyi Zhiliao Xinjinzhan

主　　编：苏春霞　周彩存
出版发行：人民卫生出版社（中继线 010-59780011）
地　　址：北京市朝阳区潘家园南里 19 号
邮　　编：100021
E - mail：pmph @ pmph.com
购书热线：010-59787592　010-59787584　010-65264830
印　　刷：北京汇林印务有限公司
经　　销：新华书店
开　　本：787×1092　1/16　印张：8
字　　数：195 千字
版　　次：2022 年 8 月第 1 版
印　　次：2022 年 11 月第 1 次印刷
标准书号：ISBN 978-7-117-33445-7
定　　价：55.00 元

打击盗版举报电话：010-59787491　E-mail：WQ @ pmph.com
质量问题联系电话：010-59787234　E-mail：zhiliang @ pmph.com
数字融合服务电话：4001118166　　E-mail：zengzhi @ pmph.com

前 言/Foreword

　　我国肺癌患病人群多,运用传统手段治疗肺癌已遇到瓶颈。以程序性死亡蛋白 -1 (programmed death-1,PD-1)/程序性死亡蛋白配体 -1(programmed death ligand-1,PD-L1)为代表的免疫治疗成为肺癌治疗的新手段,并为肺癌患者带来了治愈的希望。但是,自 2018 年免疫治疗药物在我国上市后,随着临床应用的增加,越来越多的问题也凸显出来。

　　目前,我国肺癌领域的免疫治疗仍以 PD-1/PD-L1 为基础,医者需要掌握其具体的作用机制、疗效评估方式、毒副作用管理等知识,了解免疫治疗及其生物标志物研究的现状及未来,以指导精准的免疫治疗;患者迫切需要了解这种新的治疗方式可能带来的获益与危害。

　　本团队有丰富的免疫治疗药物临床研究和实践应用经验,以及大量的转化研究成果,在临床上能够把握肺癌免疫治疗的研究前沿及药物不良反应的处理,曾主编过《肺部肿瘤学》《肺癌的免疫治疗新进展》和《肺癌患者康复指导手册》,并牵头编写了《CSCO 非小细胞肺癌临床诊疗指南》,编写了《CSCO 免疫检查点抑制剂应用指南》及《CSCO 免疫检查点抑制剂相关的毒性管理指南》。在总结前期经验的基础上,我们联合国内胸部肿瘤内科、外科、放疗科及基础转化研究领域的中青年专家共同编写了本书,旨在提高医学生及临床医师对肺癌免疫治疗的认识,引导其自主学习、把握研究方向,以期为肺癌患者带来更多获益。

　　本书系统介绍了肿瘤免疫学基础、肺癌免疫治疗现状、免疫治疗效果评估和相关毒性反应管理以及对肺癌免疫治疗的展望。书中既有国际多中心临床研究结果的展示,也有中国人群特有的数据;既有基础理论知识,也有典型临床病例。其内容全面、实用,语言简洁、图文并茂,易于理解。

　　因时间、经验有限,本书可能存在尚待完善之处,希望得到读者及同道的批评和指正。

苏春霞　周彩存
2021 年 12 月

目 录 / Contents

第一章 肿瘤免疫学概论

免疫系统能够识别"自我"与"非我",对"非我"和感染组织进行攻击,保护机体生命过程正常运行。肿瘤细胞在发生和发展中逃避免疫系统的监视和清除,进而产生病灶。肿瘤免疫学即研究肿瘤逃避免疫系统的机制,以及如何通过治疗干预增强免疫系统的抗肿瘤作用的一个学科。从 1893 年免疫刺激物被用于治疗肿瘤至今,肿瘤免疫学已有 100 多年的历史,而其迅速发展是基于近 20 年免疫治疗理论和临床应用研究的突破。目前,肿瘤免疫治疗方式包括使用肿瘤疫苗、细胞因子、免疫检查点抑制剂、改造的免疫细胞等,其发生免疫应答和免疫逃逸的机制仍在研究当中。本章将简要介绍免疫学基础知识,并概述肿瘤发生免疫应答和免疫逃逸的机制。

第一节 免疫学基础

免疫系统是由不同细胞和分子组成的动态网络,包括固有免疫系统和适应性免疫系统。固有免疫系统包括粒细胞、树突状细胞、自然杀伤细胞以及细胞因子、趋化因子等,适应性免疫系统包括 B 淋巴细胞(简称 B 细胞)和 T 淋巴细胞(简称 T 细胞)。固有免疫系统组成机体防护的第一道防线,适应性免疫系统则负责细胞和体液免疫,二者互相协同,共同抵御外源物质。

一、固有免疫系统

固有免疫系统是抵抗病原体入侵的第一道防线,反应迅速。其功能主要是清除病原体、限制感染蔓延、启动适应性免疫系统并开始组织修复等。固有免疫系统包含的成分众多,每种成分发挥其特定功能。

(一) 自然杀伤细胞

自然杀伤(natural killer, NK)细胞具有淋巴样细胞的特征。细胞表面表达 CD56/CD16。$CD56^{bright}CD16^-$ 免疫细胞可产生高水平细胞因子;$CD56^{dim}CD16^+$ 细胞代表成熟的 NK 细胞,具有高的细胞毒性;$CD56^-CD16^+$ 细胞被认为是功能异常的 NK 细胞群。NK 细胞具有很高的异质性,大致可分为两个亚群:以 CD94 和 NKG2A 为特征的欠成熟亚群和以 CD16 和 CD57 为标志物的成熟亚群。外周血 NK 亚型的发育分化关系尚未完全建立,现有证据支持

NK 细胞为线性模型分化或分支(非线性)模型分化。

NK 细胞被认为是固有免疫系统中功能最强大的免疫细胞。其具有淋巴细胞的形态特征,但缺少特异性抗原受体。NK 细胞通过两种途径识别异常细胞:第一种是通过细胞表面的 Fc 受体(Fc receptor,FcR)结合抗体包被的靶分子,导致抗体依赖的细胞毒性作用。第二种是通过细胞表面的主要组织相容性复合体(major histocompatibility complex,MHC)Ⅰ型分子受体。如果与细胞相互作用时受体不被结合,NK 细胞将启动裂解靶细胞的程序。通过释放穿孔素在靶细胞表面打孔,并释放颗粒酶进入孔洞,导致靶细胞发生凋亡。正常宿主细胞都表达 MHC Ⅰ型分子,其与 NK 细胞表面受体结合,抑制细胞死亡。肿瘤细胞和病毒通常导致Ⅰ型分子表达下降,尽管这可能会使病原体损害细胞毒性 T 淋巴细胞(cytotoxic T lymphocytes,CTLs)的识别能力,但会使其容易受到 NK 细胞的攻击。

NK 细胞对靶细胞的识别和杀伤作用取决于其表面配体与 NK 细胞抑制受体和活化受体结合的平衡调节。人 NK 细胞的功能主要由与自身人类白细胞抗原(human leucocyte antigen,HLA)Ⅰ类分子相互作用的杀伤细胞免疫球蛋白样受体(killer cell immunoglobulin-like receptors,KIR)和 NKG2A 抑制受体调节。这些受体是 NK 细胞活化的主要检查点,尽管研究人员已经在 NK 细胞上鉴定出了其他非 HLA Ⅰ类特异性抑制受体,并且证实这些受体也影响 NK 细胞细胞毒性平衡的调节。NK 细胞表面激活受体协调 NK 细胞的触发和细胞毒性的活性,NKG2D、NCRs、NKp44 和 DNAM-1 被认为针对肿瘤细胞表面的配体,负责 NK 细胞的激活。MICA/B(NKG2D 配体)、CD112 和 CD155(DNAM-1 配体)常在肿瘤细胞表面表达,有助于激活 NK 细胞。

NK 细胞还具有一定的免疫记忆功能,在病原二次暴露时能够产生快速、强大的免疫反应。这种记忆功能在初次暴露后可持续数个月,并且是抗原特异性的。目前,基于 NK 细胞表面蛋白的抗肿瘤治疗的研究正在进行当中。

(二)树突状细胞

树突状细胞(dendritic cell,DC)是稀疏分布的迁移性骨髓源性白细胞群,连接固有免疫和适应性免疫。它是免疫系统的主要组成部分,是专职且强大的抗原呈递细胞(antigen presenting cell,APC),能够高效增强免疫应答,激活幼稚 T 细胞。DC 能够识别、加工并呈递抗原给 T 细胞,并在抗原和病原体相关分子模式(pathogen-associated molecular pattern,PAMP)或损伤相关分子模式(damage-associated molecular pattern,DAMP)下产生细胞因子。DC 不但能够诱导细胞和体液免疫,也能激活 NK 细胞和自然杀伤 T(natural killer T,NKT)细胞。

DC 是抗肿瘤免疫力中最重要和最关键的部分。免疫治疗也正朝着 DC 参与的方向发展,以提高细胞毒性 T 淋巴细胞(CTLs)和 NK 细胞的能力,增强其对肿瘤细胞的根除能力。未成熟的 DC 汲取周围组织中的抗原(antigen,Ag)并对其进行处理,然后迁移至次级淋巴组织(如淋巴结)的 T 细胞区,与 T 细胞接触。通过这种迁移,DC 发展成熟并表达共刺激分子,如 CD80 和 CD86。成熟的 DC 在次级淋巴结分泌白介素(interleukin,IL)-12、IL-15 和 IL-18 以帮助有效地启动 T 细胞。DC 通过 MHC Ⅰ型分子将抗原呈递给 CTLs,通过 MHC Ⅱ型分子呈递至幼稚辅助性 T 细胞(helper T cell,Th cell),以激活适当的免疫应答。尽管成熟的 DC 在没有固有免疫参与的情况下向周围组织活化的 T 细胞呈递抗原来触发免疫反应,但它们也参与诱导 T 细胞无能。不成熟表型的 DC、髓源性抑制细胞(myeloid derived suppressor cells，MDSCs）和肿瘤相关巨噬细胞（tumor associated macrophages，TAMs）可抑制 DC 功能并阻止其抗肿瘤免疫。肿瘤细胞上的 MHC Ⅰ型分子可将肿瘤抗原提呈给CTLs，但效率低下，且肿瘤细胞表面没有共刺激分子来激活 T 细胞。因此，肿瘤细胞被认为是 CTLs 弱刺激物。肿瘤细胞分泌免疫抑制细胞因子，如转化生长因子（transforming growth factor，TGF）-β 和 IL-10，导致免疫耐受并降低 CTLs 浸润。特异性抗肿瘤免疫应答是治疗恶性肿瘤的首选方法，在肿瘤治疗中发挥重要作用。肿瘤免疫治疗主要分为主动疗法和被动疗法两大类。主动细胞免疫治疗是将宿主免疫系统引导至肿瘤表面的肿瘤相关抗原。装载抗原的 DC 在主动免疫治疗中是最重要的方式之一。通过使用抗癌疫苗来增强免疫系统，即将肿瘤裂解物或合成肽与佐剂组合脉冲到 DC，以诱导肿瘤特异性效应 T 细胞来消除肿瘤块并增强免疫记忆以抵抗肿瘤复发。被动免疫治疗是采用抗体或免疫细胞（T 细胞或 NK 细胞）治疗肿瘤。这种策略尽管增加了免疫细胞激活阶段的持续时间，但因为不是抗原特异性免疫反应，可能会导致不利的自身免疫和毒性。

(三) 巨噬细胞

巨噬细胞是构成免疫系统的重要组成部分，对病原体有先天防御能力，能够激活适应性免疫应答。这些细胞包括不同亚群，每个亚群在个体发育、体内平衡和康复中均具有不同作用。起源不同、在组织中功能不同的巨噬细胞具有不同的表型。驻留在组织中的巨噬细胞是异质性种群，在其各自的起源组织中执行不同功能，从细胞碎片清除到免疫监视。巨噬细胞在离开骨髓、脾脏或血液后会与单核细胞区分开。然而，这不是巨噬细胞的唯一来源。巨噬细胞也可能源于胚胎发育过程中通过胚外卵黄囊中类红细胞 - 髓系前体细胞分化而播种的组织驻留巨噬细胞。巨噬细胞在不同组织内有不同身份，如脑部的小胶质细胞、肺脏的肺泡巨噬细胞和肝脏的库普弗细胞（Kupffer cell）。此外，不同来源的巨噬细胞群体也参与疾病状态。

巨噬细胞可分为促炎症型（M1 型巨噬细胞）和抗炎症型（M2 型巨噬细胞）两大亚群。随着研究的进展，人们发现在 M1、M2 两个极端类型之间还可能存在其他类型。新分类方式将巨噬细胞分成激活型、调控型和损伤修复型。也有研究将 M1 型巨噬细胞分成脂多糖（lipopolysaccharide，LPS）诱导的巨噬细胞、脂多糖 / 干扰素（interferon-gamma，IFN）-γ 诱导的巨噬细胞和 IFN-γ 诱导的巨噬细胞，将 M2 型分成 IL-4 型、IL-10 型、免疫复合物（immune complexes，Ic）型、糖皮质激素（glucocorticoids，GC）/TGF-β 型和 GC 型。这些不同类型的巨噬细胞在其固有转录因子、代谢、表面受体和分泌性分子（如细胞因子、趋化因子和生长因子等）上有很大不同。

脂多糖可以驱动巨噬细胞极化为 M1 型，而 IL-4 可以诱导巨噬细胞极化为 M2 型。M1 型巨噬细胞能够促进炎症反应并产生促炎相关因子，如 IL-6、IL-12 和肿瘤坏死因子（tumor necrosis factor，TNF）。相反，M2 型巨噬细胞具有抗炎反应和修复受损组织的能力。在被感染的组织中，巨噬细胞首先被极化成促炎性 M1 型，以帮助宿主抵抗病原体。随后，巨噬细胞被极化成抗炎的 M2 型并修复受损的组织。巨噬细胞极化的关键是细胞表面标志物表达的改变。M1 型巨噬细胞过表达 CD80、CD86 和 CD16/32，并能够分泌促炎性细胞因子。相反，M2 型巨噬细胞中精氨酸酶 -1（arginase-1，Arg-1）、甘露糖受体（CD206）、IL-10、CC 基序趋化因子配体（C-C motif chemokine ligand，CCL）17 和 CCL22 的表达升高。它们在组织修复、血管生成和代谢中起重要作用。巨噬细胞在调节人体免疫反应和新陈代谢中起重要作用,因此巨噬细胞极化障碍可能引起某些疾病。分析巨噬细胞极化障碍的原因有助于治疗疾病。而且,患病组织中巨噬细胞极化的方向可以通过药物干扰来调节,以促使其极化为所需表型。

肿瘤细胞和巨噬细胞的交流驱动其细胞表型和功能的动态变化。肿瘤细胞的内在和外在分子模式通过多种机制影响巨噬细胞的浸润和激活:①肿瘤细胞将 M1 型 TAMs 激活的转录程序转移到 M2 型 TAMs。肿瘤细胞衍生的集落刺激因子 1(colony stimulating factor 1,CSF1)和 CCL2 导致肿瘤微环境(tumor microenvironment,TME)中巨噬细胞浸润的增加,随后通过刺激血管内皮生长因子(vascular endothelial growth factor,VEGF)的分泌而促进血管生成。②肿瘤细胞的凋亡诱导 M2 型 TAMs 的激活或抑制 M1 型 TAMs 的激活。③坏死性肿瘤细胞对巨噬细胞表型和功能的改变仍不清楚。④缺氧肿瘤微环境增加单核细胞/巨噬细胞的募集,然后分化和产生缺氧诱导因子(hypoxia-inducible factor,HIF)1α 和 $HIF2\alpha$,继而控制促肿瘤相关基因的转录。⑤肿瘤细胞介导巨噬细胞表型代谢转变激活 TME 中的 M2 型 TAMs。⑥ TAM 通过接收来自肿瘤细胞的极化信号来维持免疫抑制表型。

另一方面,TAMs 建立肿瘤前微环境,以多种方式影响肿瘤细胞的起源、进展、传播和耐药性,包括:① TAMs 通过分泌表皮生长因子(epidermal growth factor,EGF)、基质金属蛋白酶(matrix metalloproteinase,MMP)、Wnt 家族成员 WNT5A、组织蛋白酶 B、信号蛋白 4D 和 IL-1β 促进肿瘤细胞的生长和转移。② TAMs 衍生的迁移抑制因子(migration inhibitory factor,MIF)通过抑制肿瘤蛋白 p53(tumor protein p53,TP53)活性,诱导 DNA 损伤和免疫逃逸。③低氧区域的 TAMs 通过表达 HIF1α 并分泌 VEGF、IL-8、细胞色素 C 氧化酶组装因子 2(cytochrome C oxidase assembly factor 2,COX2)和 MMP9 来适应低氧张力。TAMs 还增加了肿瘤的缺氧和有氧糖酵解。④ TAMs 通过分泌 MMP 诱导肿瘤细胞上皮-间质转化(epithelial-mesenchymal transition,EMT),促进肿瘤细胞的侵袭和转移。⑤ TAMs 通过募集 Th2 细胞和调节性 T 细胞来建立促肿瘤的抗炎环境。⑥ TAMs 在 T 细胞无能中发挥作用,并抑制幼稚 T 细胞的活化和生长。⑦ TAMs 诱导自分泌 IL-10 信号通路驱动 M2 型 TAMs 极化以抑制 TME 中的抗肿瘤反应。⑧ TAMs 诱导免疫检查点蛋白程序性死亡蛋白配体-1(PD-L1)的内在活化。PD-L1 通过与 T 细胞表面的程序性死亡蛋白-1(PD-1)结合而导致细胞毒性 T 淋巴细胞的衰老、耗竭和凋亡。

(四)嗜酸性粒细胞

嗜酸性粒细胞的主要生理作用是保护宿主免受寄生虫感染。此类感染诱导抗原特异性抗体 IgE 包裹生物体。嗜酸性粒细胞用低亲和力受体(FcεRⅡ)与抗体结合,其内的大颗粒包括碱性蛋白、嗜酸性阳离子蛋白、嗜酸性粒细胞氧化酶和嗜酸性粒细胞衍生的神经毒素等,当释放到生物体表面时具有高度细胞毒性。

嗜酸性粒细胞产生于骨髓,来自表达 CD34 的髓样祖细胞,受到多种转细胞集落刺激因子、IL-3 和 IL-5 的影响。在血液中完成过渡转变后,嗜酸性粒细胞主要存在于组织中,尤其存在于与环境形成界面的黏膜组织中(如呼吸道、胃肠道或泌尿生殖道)。长期以来,嗜酸性粒细胞一直被认为是变应性疾病和涉及蠕虫的寄生虫感染的最终载体,现在被认为是多功能白细胞。它们通过大量细胞因子和介质的产生和释放,以及涉及固有和适应性免疫反应表面受体的表达,参与炎症反应的启动和传播、免疫反应的调节和组织稳态。

嗜酸性粒细胞将抗原呈递给 T 细胞并产生和释放免疫调节分子来调节免疫应答。它通过细胞表面 MHC Ⅱ 内吞、加工和呈递抗原肽,表达细胞表面分子(如 CD80、CD86 和 CD40)向 T 细胞提供共刺激信号,与 CD4⁺T 细胞发生相互作用。嗜酸性粒细胞产生纤维化和血管生成因子,如 VEGF、基质金属蛋白酶、TGF-α 和 TGF-β 以及神经生长因子(nerve growth factor,NGF),参与生理和病理组织重塑。嗜酸性粒细胞释放的细胞因子可使其倾向 Th1 反应(IL-2、IL-12、IFN-γ)或更常见的 Th2 反应(IL-4、IL-5、IL-9、IL-10、IL-13 和 IL-25)。此外,嗜酸性粒细胞还分泌多种趋化因子,包括激活后可调节的正常 T 细胞表达和分泌的因子(regulated upon activation,normal T cell expressed and secreted,RANTES;又称 CCL5)、嗜酸性粒细胞趋化因子(CCL11)、单核细胞趋化性蛋白 1(CCL2)和巨噬细胞炎症蛋白 1(macrophage inflammatory protein,MIP-1;也称 CCL3)等参与免疫过程。嗜酸性粒细胞的细胞毒性潜力可能对异物或肿瘤细胞有益,而对正常细胞或组织有害。因此,嗜酸性粒细胞被视为多功能白细胞,参与各种生理和病理过程。

嗜酸性粒细胞在实验模型和人类中均已被发现对肿瘤细胞具有细胞毒性作用。在多种类型肿瘤中观察到表达特定细胞毒性分子的嗜酸性粒细胞浸润。这种浸润称为肿瘤相关组织嗜酸性粒细胞增多(tumor-associated tissue eosinophilia,TATE)。TATE 与患者预后的关系因瘤种的不同而不同,在某些肿瘤与预后好相关,在另一些肿瘤则相反。而关于嗜酸性粒细胞如何被招募到肿瘤部位,仍未阐明。

(五) 肥大细胞

肥大细胞(mast cell,MC)是颗粒状的组织驻留细胞,来源于骨髓中的造血细胞前体,参与固有免疫和适应性免疫。人的 MC 从 CD34⁺/CD117⁺ 多能祖细胞分化而来。MC 的分化需要 c-kit(CD117)的激活,这取决于干细胞因子(stem cell factor,SCF)诱导的 kit 二聚化和自磷酸化。SCF 是 c-kit 配体,由组织中的 MC 和结构细胞产生,除了参与 MC 的分化,在 MC 的存活、迁移和功能中也起着至关重要的作用。许多细胞因子,如 IL-3、IL-4、IL-9、IL-10、IL-33 和 TGF-β 会影响 MC 的生长和存活。MC 表达各种受体,如细胞因子和趋化因子受体、Toll 样受体(toll-like receptor,TLR)和血管内皮细胞生长因子受体(vascular endothelial growth factor receptor,VEGFR)。此外,MC 表达高亲和力 IgE 受体(FcεRI),该受体通过与配体结合而诱导促炎性和免疫调节介质的释放。MC 存在于大多数组织,如所有黏膜组织(包括皮肤黏膜、肺黏膜、消化道黏膜),并紧邻成纤维细胞、上皮细胞、周围血管、淋巴管和神经。MC 在炎症和急性过敏反应中起重要作用。MC 具有与其颗粒相关的独特功能,并包含许多存储和分泌颗粒,如组胺、5- 羟色胺、趋化因子、细胞因子和蛋白酶(类胰蛋白酶、乳糜酶和羧肽酶 A3)。所有这些介质均作用于脉管系统、平滑肌、结缔组织、黏液腺和炎症细胞。在 MC 样细胞(如中性粒细胞、细胞毒性 T 淋巴细胞、巨噬细胞和内皮细胞等细胞)中,丝氨酸蛋白多糖通过与各种颗粒蛋白酶和生物活性胺形成复合物,在肥大细胞颗粒的组装中起重要作用,从而导致关键炎症介质滞留在储存颗粒和分泌性囊泡中。

活化的 MC 分泌多种炎症介质。MC 通过增强黏附作用、血管通透性和直接的化学吸引作用而引起免疫效应细胞选择性募集到组织部位,如通过分泌 CCL3 招募 NK 细胞,通过白三烯 B₄ 招募 CD8⁺T 细胞等。肿瘤细胞招募 MC 到达肿瘤微环境,具有促血管生成的作用。MC 也可通过调节多种免疫细胞或释放调节因子抑制抗肿瘤免疫应答。肿瘤微环境中富含多种介质,如 SCF、IL、VEGF、趋化因子等,这些成分除了激活 MC 之外,还导致其募集和刺激其发展。而 MC 被激活后会释放一系列广谱的生长因子、血管生成因子和促炎分子,这些分子促进肿瘤侵袭。肿瘤微环境中大量激活 MC 的神经肽,也可促进肿瘤生长。

(六)嗜碱性粒细胞

嗜碱性粒细胞是多形核白细胞,与嗜酸性粒细胞一起被认为是变态反应性粒细胞的主要免疫细胞亚群。动物模型显示,嗜碱性粒细胞与 MC 的功能具有相似性。例如,其膜上表达高亲和力 IgE 受体(FcεRI)以及参与变态反应和超敏反应,均来自共同的造血前体,而它们的分离、分化是通过特定转录因子的差异表达产生的。信号转导和转录激活因子(signal transducer and activator of transcription,STAT)5、P1-RUNX、GATA1、GATA2 和 C/EBPα 参与嗜碱性粒细胞分化,而 STAT5、GATA1、GATA2、FOG-1 和 MITF 参与 MC 的分化。嗜碱性粒细胞在功能上与 MC 也有区别:嗜碱性粒细胞与其他免疫细胞之间有复杂的交互作用,MC 在参与过敏反应方面比嗜碱性粒细胞作用差。嗜碱性粒细胞一旦从骨髓中释放出来,通常存在于外周血和脾脏中,但也可以进入淋巴结和组织炎症部位,在这些部位活化细胞释放丝氨酸蛋白酶(如 mMCP-8 和 mMCP-11)并增加局部微血管通透性,使 T 细胞和固有免疫细胞到达炎症部位。嗜碱性粒细胞可以通过触发 FcεRI 依赖性信号来激活,也可通过特异性 IgE 交联(IgE 介导的反应)或非 IgE 介导的刺激(如细菌甲酰化肽、TLR 配体、腺苷、细胞外核苷酸、细胞因子、免疫介质、外源生物和 IgG)来激活。活化的嗜碱性粒细胞释放出大量免疫和血管活性介质。嗜碱性粒细胞与 MC 释放的细胞因子(如 COX-1、COX-2、趋化因子)和免疫介质有很大不同。释放介质的模式不一定会随着变态反应或固有免疫反应的发生而改变。但在控制慢性变态反应方面,嗜碱性粒细胞的退化可能会完全不同。嗜碱性粒细胞可以在发炎的组织中迁移,通过上调细胞膜上的趋化因子受体(如 CCR1 和 CCR2)而响应 RANTES 或 MCP-1 等炎症趋化因子。

嗜碱性粒细胞不仅增加微血管通透性,使白细胞在炎症组织中迁移,还促进 Th2 细胞免疫应答。嗜碱性粒细胞与其他固有免疫细胞一起,通过 Th2 细胞介导的反应积极参与根除感染宿主的蠕虫,其中嗜碱性粒细胞释放 IL-4 和 IL-13,并对与该反应有关的其他细胞因子(如 IL-9、IL-5、IL-33 和 IL-18)做出反应。嗜碱性粒细胞也可释放 IL-6,诱导幼稚 CD4[+]T 细胞向 Th17 细胞分化和 Th17 细胞应答。嗜碱性粒细胞参与记忆性 CD4[+]T 细胞中 Th17/Th1 细胞因子表达的增加。

关于嗜碱性粒细胞与肿瘤关系的研究较少,已知其与慢性粒细胞白血病(chronic myelocytic leukemia,CML)相关。嗜碱性粒细胞表达丰富的干细胞生长因子和 CCL3,促进 CML 细胞扩增。另外,肿瘤浸润的嗜碱性粒细胞也可通过产生 CCL3 和 CCL4 招募 CD8[+]T 细胞,以达到消除肿瘤的目的。在胰腺导管癌中,引流淋巴结中的嗜碱性粒细胞是患者术后存活的独立负向预后因素。

(七)中性粒细胞

成熟的中性粒细胞占成人外周血白细胞总数的 50%~70%,为抵御病原体入侵的第一道防线,是第一个迁移到炎症部位的白细胞,并且在肿瘤微环境中含量丰富。成熟的中性粒细胞无法增殖,但可在骨髓持续大量生成。在此过程中,中性粒细胞的细胞质颗粒及其内含物在不同的分化阶段合成。人类中性粒细胞在被感染/炎症部位感染之前仅在血液中停留数小时,在自发凋亡之前可存活 1~2d,在炎症环境下存活时间更长。血液中性粒细胞快速流入表明炎症反应开始,是炎症的标志之一。然而,中性粒细胞引起的炎症也可能是一系列慢性综合征和肿瘤进展的重要原因。以前认为,中性粒细胞仅对外部信号做出反应或被视为旁观者而发挥被动作用；现在认为,中性粒细胞可被触发和激活,不同的中性粒细胞群体可以影响包括癌细胞在内的不同细胞。不同类型肿瘤患者经常出现外周血中性粒细胞数量显著增加。外周血中性粒细胞与淋巴细胞比例升高已成为癌症患者总体生存不良的独立预后指标。这些信息揭示了中性粒细胞在肿瘤中的新作用,以及细胞表型的异质性和功能的多样性。

某些中性粒细胞颗粒成分在细胞活化后暴露于细胞表面或释放到细胞外介质中而与肿瘤进展有关。例如,MMP-9 与外渗过程相关,Arg-1 与免疫抑制有关。中性粒细胞细胞质颗粒成分参与肿瘤转移和血管生成,并被认为可能是癌症预后的生物标志物。例如,β_2 整合素 CD18 和 MMP-9 通过触发基底膜和细胞外基质(extracellular matrix,ECM)的降解,使肿瘤细胞释放 VEGF 并促进血管生成来促进肿瘤转移。中性粒细胞及其衍生的分子在前转移灶的产生及整个转移过程中起重要作用。中性粒细胞可以经历一种称为 NETosis 的独特细胞死亡形式,通过这种细胞死亡,细胞外排含有 DNA 链和颗粒蛋白的独特网状结构,这种结构已被证明可以捕获循环肿瘤细胞。中性粒细胞通过与肿瘤细胞的直接接触促进肿瘤进展和转移。中性粒细胞 Mac-1 与肿瘤细胞 ICAM-1 结合可促进肿瘤细胞转移。

(八) 细胞因子

细胞因子形成复杂的网络参与免疫应答调控,是调节免疫系统的重要组成部分。免疫细胞信号转导的第一步是免疫突触两侧的跨膜蛋白直接进行细胞接触,从而启动和控制细胞内信号转导级联,即幼稚 T 细胞激活过程中的第一和第二信号。第三种信号由细胞因子提供,可进一步调节免疫反应并控制激活的水平和持续时间,并调节效应细胞对靶细胞的影响。细胞因子分为两种类型：Ⅰ 型对 T 细胞具有免疫刺激作用,而 Ⅱ 型具有免疫抑制作用。例如,IL-2 和 IFN-γ 是 Ⅰ 型细胞因子,IL-10 是 Ⅱ 型细胞因子。

在细胞因子中,IL-2 具有最长的研究历史。在 Ⅰ 型免疫应答过程中产生的 IL-2 促进幼稚 T 细胞生长、成熟和分化为效应 T 细胞、辅助性 T 细胞、调节性 T 细胞(regulatory T cells,Tregs)和 NK 细胞。早在 1992 年,IL-2 就被批准用于肿瘤治疗,但由于治疗性剂量具有很大不良反应而限制了其使用。经过改造的 IL-2 可激活 CD8 和 NK 细胞而较少激活 Tregs,其与免疫检查点抑制剂组合用于肿瘤治疗的临床研究正在进行中。IL-15 能够激活 NK 细胞和记忆性 CD8⁺T 细胞的增殖和抗肿瘤活性,而对 Tregs 的活化能力较弱。IL-15 受体在抗原呈递细胞表达,通过响应循环淋巴细胞水平的变化而改变血清浓度和受体利用率,在控制外周血淋巴细胞计数中起关键作用。临床前研究已证明,IL-15 对 CD8 和 NK 细胞具有促增殖作用。IL-12 是一种促炎性异二聚体细胞因子,主要由抗原呈递细胞(APC)在响应病原体相关分子模式时分泌。IL-12 可诱导 NK 细胞产生 IFN-γ,并促进免疫效应细胞对 Ⅰ 型抗肿瘤反应的极化。因此,IL-12 被认为是"桥连"细胞因子,介导由促炎因子触发的细胞间交流。IL-7 能够促进幼稚和记忆 T 细胞的生长。IL-10 由 T 细胞和 DC 产生,是一种多效细胞因子,在较低浓度下能抑制促炎性细胞因子的分泌,在较高浓度下能激活肿瘤微环境中的 CD8 细胞并诱导其增殖。IL-10 还作用于 CD4 细胞、Tregs、NK 细胞和树突状细胞等。粒细胞 - 巨噬细胞集落刺激因子(granulocyte-macrophage colony-stimulating factor,GM-CSF)募集并激活抗原呈递细胞以促进效应 T 细胞反应。

干扰素(IFN)是一组信号蛋白,负责调节和激活免疫应答。根据与其结合的受体,INF 一般分为 Ⅰ 型、Ⅱ 型和 Ⅲ 型。机体中所有细胞都能表达 Ⅰ 型和 Ⅲ 型 IFN 以识别病毒成分,如裸露的 DNA 或 RNA,而 IFN 是抵抗细胞内病原体的重要防御手段。它们在免疫监视和抗癌防御中也很重要。Ⅱ 型 IFN,最初被称为"免疫 IFN",因为它们是在从固有免疫应答到适应性免疫应答过渡的过程中由淋巴细胞产生的独特信号,主要由 NK、CD4 和 CD8 细胞产生,具有免疫调节作用,并且在肿瘤免疫学研究中得到广泛应用。IFN-α 是典型的 Ⅰ 型干扰素,由细胞响应病原体成分而产生,病原体成分由模式识别受体(如 Toll 样受体)检测到。IFN-α 通过促进被感染细胞的凋亡来干扰病毒复制,并且激活巨噬细胞和 NK 细胞。IFN-γ 是 Ⅱ 型干扰素。IFN-γ 与细胞表面受体 IFNGR1/2 结合,后者在所有有核细胞中表达,并通过 JAK-STAT1 途径发出信号转导。受体激活后,STAT1 在 IFN-γ 激活位点(GAS)与 DNA 结合,并导致相关基因转录。这些基因产物主要介导 IFN-γ 防御细胞内病原体和肿瘤免疫监视、巨噬细胞极化为 M1 型,以及增加 MHC Ⅰ 型分子的抗原呈递等功能。免疫效应细胞产生 IFN-γ 时具有直接抗肿瘤作用,最近已证明其信号分子在肿瘤细胞中的突变丢失是抵抗免疫检查点抑制剂治疗的重要机制。IFN-γ 导致 PD-L1 在肿瘤和肿瘤微环境中其他细胞上的表达增加,并且肿瘤内 IFN-γ 的产生是对免疫检查点阻断反应的关键预测指标,也是免疫治疗激活的标志物。然而,IFN-γ 的持续释放与自身性免疫疾病和噬血细胞综合征(又称巨噬细胞活化综合征)有关。

(九) 趋化因子

趋化因子是细胞因子家族的特殊成员,在白细胞迁移中起关键作用。其具有实质的趋化功能(诱导细胞的定向运动)。趋化因子通过两个半胱氨酸(C)残基与其他氨基酸(X)相对位置来命名,可分为 4 种类型:CXC、CX3C、CC 和 C。大多数细胞在促炎性细胞因子或细菌刺激下产生趋化因子,并且在所有白细胞上都发现趋化因子受体。趋化因子与 G 蛋白偶联受体结合,触发细胞内信号转导,从而驱动细胞极化、黏附和迁移。趋化因子及其受体高度混杂,大多数趋化因子可结合多个受体,而同一受体也可结合多个趋化因子配体。

趋化因子可招募多种免疫细胞。趋化因子受体 CCR4、CCR5、CXCR3、CXCR4、CCR6 和 CCR7 在调节 T 细胞迁移至炎症部位中起关键作用。T 细胞、NK 细胞、B 细胞和未成熟的 DC 通过 CCL20 与 CCR6 的结合被招募到肿瘤部位。CCL19 和 CCL21 通过与 CCR7 相互作用将 Tregs、CD4$^+$ 辅助性 T 细胞、T_{CM}、T_{RCM}、活化的 T 细胞、单核细胞衍生的树突状细胞和 B 细胞募集到肿瘤微环境。当抗原特异性 CD4$^+$T 细胞与 DC 相互作用时,CCL3 和 CCL4 被释放,引导 CCR5 阳性的幼稚 CD8$^+$T 细胞进入组织进行激活。因此,在炎症部位分泌这些受体的配体(CCR5 为 CCL4/5,CXCR3 为 CXCL9/10/11),对于启动特异性免疫应答是必要的。在肿瘤微环境中趋化因子也会募集免疫抑制细胞到达肿瘤部位。趋化因子受体 CCR1、CCR2、CCR3、CCR5、CCR8、CXCR1、CXCR2 和 CXCR4 的配体可将巨噬细胞募集到肿瘤微环境。中性粒细胞和 MDSC 通过 CCR2、CCR3、CXCR1、CXCR2 和 CXCR4 的配体被募集到肿瘤中。Tregs 表达趋化因子受体 CCR2/3/4/6/7/8/10、CXCR3 和 CXCR4,并可通过与其配体结合被招募到肿瘤病灶。CD4$^+$ 细胞被 DC 激活后上调 CXCR3 和 CXCR5,与向 Th1 细胞方向分化有关,并且 CXCR3 的上调也可介导 CD4$^+$T 细胞在淋巴结不同 DC 群体之间进行迁移。CXCR3 对于 T 细胞募集到肿瘤至关重要,胸腺和 Th1 细胞产生 IFN-γ,从而诱导 CXCL9 和 CXCL10 产生,以增强细胞毒性 CD8$^+$T 细胞募集到肿瘤中。Th2 细胞表面表达的 CCR4 能够与 CCL17 和 CCL22 结合。

肿瘤细胞表达多种趋化因子受体,并对趋化因子做出应答以促进其迁移、增殖及基因表达等,并且这些受体也有助于维持肿瘤细胞的干细胞特性。如 CXCR1 与肿瘤细胞的干性维持有关,CXCR1 和 CXCR2 与肿瘤生长和转移相关,CXCR3 和 CCR5 的配体可将 T 细胞招募至肿瘤部位,趋化因子 CXCL16 可将 NKT 细胞招募至肿瘤病灶。肿瘤细胞通过各种方式减少免疫细胞浸润,这对免疫治疗是一个挑战。通过趋化因子或其受体增加免疫细胞浸润,可能是增强 PD-1/PD-L1 或其他免疫治疗效果的潜在方法;骨髓细胞 CXCR4 增强了 NK 细胞在肿瘤中的招募和激活,从而抑制肿瘤生长。消除 CXCR2 信号可抑制小鼠模型中胰腺癌的转移并改善对 PD-1 抑制剂的反应;然而增强免疫疗效靶点的选择和使用方式仍在研究当中。

二、适应性免疫系统

适应性免疫系统是抵抗病原体的第二道防线,反应时间比固有免疫系统长,但特异性更高。适应性免疫系统包括 T 淋巴细胞和 B 淋巴细胞。

(一)T 淋巴细胞

T 细胞的发育始于胸腺,骨髓祖细胞经过严格的正负选择,最终使幼稚 CD4 和 CD8 T 细胞群体离开胸腺,并在细胞表面表达独特的 T 细胞受体(T cell receptors,TCR)。这些 TCR 能够识别抗原呈递细胞(APC)上 MHC 分子呈递的非常广泛的外源肽。在稳态条件下,通过 TCR 对自身 MHC 分子响应的低水平信号,以及细胞因子 IL-7 提供的信号,外周幼稚 CD4 和 CD8 T 细胞种群的大小和组成相对恒定。为了适当激活外周血 T 细胞,必须通过 TCR(信号 1)发出信号,并需要共刺激分子的其他信号(信号 2)和细胞因子(信号 3)来完全达到效应和记忆 CD4 和 CD8 T 细胞群体的扩增。DC 是 T 细胞启动的关键 APC,它们在成熟过程中会上调表面 MHC 分子和共刺激配体,并具有分泌细胞因子的能力。通过整合应答过程中多种信号,T 细胞启动后经历克隆扩增和效应细胞功能获得,随后形成长期存活的记忆细胞群。CD4$^+$T 细胞有各种功能亚群,包括在 B 细胞反应中起作用的滤泡辅助性 T 细胞(follicular helper T cell,Tfh)、与稳态和耐受性相关的 Tregs 以及具有独特细胞因子分泌模式和功能的辅助性 T 细胞(Th1、Th2、Th17 细胞等)。CD8$^+$T 细胞是介导细胞毒性的主要亚群,因此也称为细胞毒性 T 淋巴细胞(CTLs)。记忆 T 细胞根据归巢潜能和其他效应子功能进行分类:中央记忆 T 细胞(central memory T cells,Tcm)主要位于淋巴器官内,当再次受到攻击时具有扩增潜能;效应记忆 T 细胞(effector memory T cells,Tem)具有更快速的效应功能,并具有更大的迁移特性,使它们能够通过淋巴外组织循环。

CD4$^+$T 激活后分化成具有不同效应的亚型,它们通过分泌特定细胞因子介导免疫应答。CD4$^+$T 细胞分为经典的 Th1 和 Th2 型,以及 Th17、Tfh、诱导型调节性 T 细胞(induced Treg,iTreg)、1 型调节性 T 细胞(type 1 regulatory T cells,Tr1)及独特的 Th9 细胞。不同谱系的分化取决于特定细胞因子和转录因子的信号转导网络。例如,Th1 细胞分化取决于细胞因子 IL-12 和 IFN-γ 以及 T-bet、STAT1/4 等转录因子。Th2 细胞分化取决于 IL-2/4 以及 GATA3 等。CD4$^+$T 细胞具有多种功能,其范围包括激活固有免疫系统细胞、B 淋巴细胞、CTLs 以及非免疫细胞,并且在抑制免疫反应中也起关键作用。Th1 细胞参与细胞内病原体的消除,并与器官特异性自身免疫有关。它们主要分泌 IFN-γ、淋巴毒素 -α(lymphotoxin-α,LTα)和 IL-2。IFN-γ 对于激活包括巨噬细胞、小胶质细胞在内的单核吞噬细胞至关重要,从而增强吞噬活性。Th2 细胞对包括蠕虫在内的细胞外寄生虫产生免疫反应,并在哮喘和其他变态反应性疾病的诱发和持续中起主要作用。Th17 细胞负责增强针对细胞外细菌和真菌的免疫应答,并且也参与自身免疫疾病的发生。Tregs 以表达叉头样转录因子 3(forkhead box protein 3,FOXP3)为主要特征,经抗原引发后从幼稚 CD4$^+$CD25 细胞分化产生。Tregs 和 Tr1 在维持对自身和外来抗原的免疫耐受中起重要作用。清除病原体后,它们负向调节免疫反应,防止病理性免疫的发生,主要效应细胞因子包括 IL-10、TGF-β 和 IL-35。IL-10 是有效的抑制性细胞因子,具有抑制促炎反应的能力,因此可以限制炎症过程对组织的损害。另外,IL-10 和 TGF-β 可抑制 IgE 的产生,在减轻过敏性炎症中起重要作用。CXCR5$^+$CD4$^+$Tfh 细胞从 CXCR5$^-$CCR7$^+$CD4$^+$ 细胞分化而来,通过与 B 淋巴细胞相互作用在介导体液免疫方面发挥重要作用。分化后的特异性 Tfh 细胞进入前生发中心,与抗原引发的 B 细胞进行初始相互作用,随后将 B 细胞分化为产生免疫球蛋白(immunoglobulin,Ig)的浆细胞。在生发区域,它们参与长期存活记忆 B 细胞的发育。

CD8$^+$T 细胞根据分化、效应因子及功能不同可分为多种类型。CTLs(也称为 Tc1 型)是研究最多的亚群。IL-2 和 IL-12 以及转录因子 T-bet、Blimp-1、Id2、IRF4 等促进幼稚 CD8$^+$T 细胞分化为 Tc1,后者通过分泌 IFN-γ、TNF-α、颗粒酶和穿孔素等在清除病原体和抗肿瘤中发挥重要作用。IL-4 促进幼稚 CD8$^+$T 细胞向 Tc2 细胞分化。Tc2 细胞在功能上不同于 Tc1 细胞,在流行性感冒病毒感染期间、自身免疫和过敏性疾病中起作用。Tc9 细胞分泌 IL-9/10,抑制 CD4$^+$T 细胞介导的结肠炎、促进 Th2 细胞介导的变态反应,并具有抗黑色素瘤作用。Tc17 细胞在促进自身免疫性疾病、抗病毒和抗肿瘤中起作用。CD8$^+$Treg 亚群调控 CD4$^+$T 细胞介导的免疫应答。CD8$^+$Tc 细胞具有可塑性,不同类型之间可相互转化。Tc1 和 CD8$^+$Treg 相对稳定,而其他亚群可获得不同亚群的特征。

像其他免疫细胞一样,T 细胞在肿瘤微环境中也表现出不同的作用。T 细胞分为 MHC-Ⅱ限制的 CD25$^+$T(Th/辅助性 T)细胞和 MHC-Ⅰ限制的 CD25$^+$T(Tc/细胞毒性 T)细胞。Ⅰ型辅助性 T 细胞(Th1 细胞)和Ⅱ型辅助性 T 细胞(Th2 细胞)均可激活 CD25$^+$T 细胞并激活体液免疫反应。CD25$^+$T 细胞具有可塑性,可分为多个谱系。在肿瘤发生过程中,T 细胞被 DC 激活并募集到肿瘤附近,增强了肿瘤浸润淋巴细胞(tumor infiltrating lymphocyte,TIL)的免疫监视功能。肿瘤细胞缺乏 MHC-Ⅱ抗原,Tc 细胞被认为是关键的抗肿瘤成分,并在过继 T 细胞疗法中被用作针对肿瘤的有效免疫武器。此外,CD25$^+$Th1 细胞还可以通过激活 Tc 和 NK 细胞,并释放细胞因子,如 IFN-γ、TNF-α、单核细胞趋化蛋白(MCP-1)或 CCL-2、巨噬细胞炎性蛋白(MIP-1α)消除肿瘤。然而,根据肿瘤发展和微环境的不同,Th2 细胞和另一亚型 Th17 细胞的作用有时是矛盾的。Th17 亚型通过募集树突状细胞显示出间接的抗肿瘤反应。在肿瘤中,在 TCR 和 MHC-Ⅰ辅助识别肿瘤抗原后,CD25$^+$细胞毒性 T 淋巴细胞可以直接杀死肿瘤细胞,而 CD25$^+$ 细胞则支持 CD25$^+$ 细胞并在启动阶段和效应阶段增强针对 MHC-Ⅱ阴性肿瘤的主要免疫力。NK 细胞或 Tc 细胞在低水平抑制性细胞因子存在下介导肿瘤杀伤。肿瘤微环境中 Tc 细胞产生的 CCL-2、CCL-3、CCL-4、CCL-5、CXCL-9 和 CXCL-10 也有助于杀伤肿瘤。肿瘤突变产生的新抗原可以进一步激发抗肿瘤 Tc 细胞反应。

尽管 T 细胞主要介导抗肿瘤活性,但肿瘤能够通过以下途径逃避 T 细胞的杀伤:①直接或间接抑制 T 细胞积累;②逃避免疫监视发生扩散;③耐受或避免与 T 细胞接触。一方面,T 细胞向微环境的浸润受到成纤维细胞和胶原蛋白的限制,这些沉积物阻碍了效应细胞与肿瘤细胞的接触。多种抑制因子对 T 效应细胞产生交互作用,如含黏蛋白结构域蛋白 3(mucin domain-containing protein3,TIM3)、淋巴细胞活化基因 3(lymphocyte activation gene-3,LAG-3)蛋白、PD-1 和细胞毒性 T 淋巴细胞抗原 4(cytotoxic T-lymphocyte antigen 4,CTLA4)。CD25⁺T 细胞中的 STAT3 信号转导抑制 CXCL-3(趋化因子 CXCL10 的受体)表达,消除 CD25⁺T 细胞的积累,从而降低 IFN-γ 水平。肿瘤细胞利用各种机制来帮助其避免 T 细胞介导的杀伤。例如,β_2- 微球蛋白(β_2-microglobulin,B2M)缺失导致 HLA-1 表达丧失;肿瘤细胞通过对外周 T 细胞产生耐受包括 Treg 和 T 细胞无反应、疲劳和衰老,进而损害 T 细胞免疫;肿瘤细胞表达 PD-L1,当与 PD-1 受体形成复合物时,导致 CD25⁺T 细胞进入休眠状态。表达 PD-L1 的肿瘤有时被无能 T 细胞包围,这些 T 细胞不能产生免疫应答。

(二)B 淋巴细胞

在骨髓中成功完成抗原非依赖性分化后,B 细胞迁移至外周淋巴器官,并在血液中循环,在这里它们需要外部信号才能存活。识别其同源抗原的细胞经历免疫应答分化为记忆 B 细胞或效应细胞,即产生抗体的浆细胞。这一成熟过程取决于发生反应的位置和抗原的类型,且需要不同的信号转导途径来激活。

成熟 B 细胞的生成和维持取决于细胞膜 B 细胞受体(B cell receptor,BCR)的表达,BCR 不表达则不会产生 B 细胞,而在成熟 B 细胞中 BCR 的缺失会诱导细胞死亡。磷酸肌醇 3- 激酶(phosphatidylinositol 3-kinase,PI3K)信号提供 BCR 依赖性生存信号,是细胞稳态和生存的保守途径。B 细胞存活的另一个关键受体是 B 细胞活化因子受体(B cell-activating factor receptor,BAFR),作为 TNFR 家族成员,可以特异性识别可溶性 B 细胞活化因子(B cell-activating factor,BAF)。DC 在骨髓中产生的 MIF 对维持成熟 B 细胞的存活至关重要。B 细胞存活和增殖的信号在 CD74-CD44 受体复合物结合后被诱导,伴随的 c-MET 信号由肝细胞生长因子(hepatocyte growth factor,HGF)触发。因此,新产生的 B 细胞依赖于确保存活和有限细胞分裂的外部信号,以提供足够大的细胞池,能够进行抗原依赖性的免疫反应。B 细胞应答的特异性由 BCR 的可变结构域决定,通过该结构域,B 细胞可以特异性识别抗原并接收用于激活的第一个信号,结合抗原后,BCR 通过 CD19 复合物(由 CD19、CD21、CD81 和 CD225 组成)进行信号转导。

B 细胞第二个信号通常由生发中心(germinal center,GC)中的活化 Tfh 细胞提供。Tfh 细胞是辅助性 T 细胞,可控制 B 细胞的成熟和活化。GC 中 B 细胞 /Tfh 细胞与滤泡 DC 的相互作用是适应性免疫反应的基础。另外,B 细胞和 Tfh 细胞可以浸润到肿瘤,并影响肿瘤的进展。B 细胞不仅通过分泌免疫球蛋白促进 T 细胞反应,直接杀死癌细胞、抑制肿瘤进展,也可通过释放免疫抑制性细胞因子促进肿瘤活性。

B 细胞与 Tfh 细胞相互作用后,可分化为短期存活浆细胞、记忆 B 细胞或长期存活浆细胞。Tfh 细胞和滤泡 DC 分泌的 CXCL13 可使 B 细胞进入 TME。现有证据表明,在 TME 中发现的不同的 B 细胞亚群具有不同的作用。首先,肿瘤浸润 B 细胞产生具有生长抑制特性的功能性抗体,引起肿瘤特异性体液反应。B 细胞分泌的免疫球蛋白可通过依赖抗体性细胞介导细胞毒性作用(antibody-dependent cell-mediated cytotoxicity,ADCC)或补体依赖的细胞毒性(complement dependent cytotoxicity,CDC)来裂解肿瘤。其次,B 细胞也发挥 APC 细胞的作用,促进 TME 中的 T 细胞应答。在非小细胞肺癌中,大量 T 细胞和 B 细胞浸润与预后好相关。辅助 B 细胞不依赖抗原呈递而维持 B 细胞活化,促进 CTLs 的存活和增殖。第三,活化的 B 细胞可以直接裂解肿瘤细胞并具有 CTLs 活性,可增强颗粒酶 B 和 TNF 相关凋亡诱导配体(TNF-related apoptosis inducing ligand,TRAIL)的表达,两者对肿瘤细胞都有直接的细胞毒性。然而,B 细胞也能诱导癌变和肿瘤进展。动物模型研究发现,B 细胞抑制 CTLs 抗肿瘤反应。这类细胞被认为是调节性 B 细胞(regulatory B cell,Bregs)。Bregs 可能通过抗炎细胞因子 IL-10 抑制抗肿瘤免疫。这种抑制作用需要来自 Toll 样受体 TLR、CD40 和 BCR 的信号。Bregs 也可诱导 M2 型巨噬细胞极化,以及促进 Tregs 发挥功能。有证据表明,CTLs 和 B 细胞同时存在的肿瘤相比仅包含 CTLs 的肿瘤患者存活率更高。在肺癌中较高密度的 CD4$^+$ 和 CTLs 与三级淋巴结构(tertiary lymphoid structure,TLS)内部的 B 细胞高密度相关。高 TIB 与肿瘤较高分期和复发相关。某些肿瘤中 B 细胞数量随分期增加而增加,与预后不良相关。

考虑到 B 细胞与患者预后之间的关系,发展基于 B 细胞的免疫治疗策略可能是有效的,增加抗肿瘤 B 细胞的活性或抑制 Bregs 的作用是可选策略。TLS 中的肿瘤浸润 B 淋巴细胞和 B 细胞会产生抗肿瘤抗体。在肺癌小鼠模型中,天然化合物可通过诱导 B 细胞激活 IgM 介导的细胞毒性来抑制肿瘤生长。此外,瘤内注射 IL-12 可激活 B 细胞并诱导免疫球蛋白和 IFN-γ 的产生,与良好预后相关。

(赵　超　张　坤　李雪飞　苏春霞)

第二节　肿瘤免疫学

随着对肿瘤发病机制研究的不断深入,越来越多的证据表明肿瘤的发生与发展即是肿瘤细胞与宿主之间相互对抗和博弈的过程,宿主的免疫系统及其免疫微环境在肿瘤发展和转移过程中起到至关重要的作用。在正常情况下,机体免疫系统能够识别"非我"的癌变细胞,调动固有免疫和适应性免疫,通过多种机制杀伤和清除肿瘤。但是,在这个博弈过程中,当肿瘤通过改变自身并改造其微环境而产生免疫逃逸,最终逃避机体的免疫防御和攻击时,肿瘤便进一步在体内存活、增殖并发生转移。

因此,机体免疫系统在肿瘤发展过程中起着双重作用:一方面其具有免疫监视功能,可以识别和控制新生的肿瘤细胞;另一方面它能够通过多种机制的免疫抑制促进肿瘤进展。这种双重作用也被称为"癌症免疫编辑",通过免疫编辑,肿瘤细胞得以逃避机体的固有免疫应答。近 10 年来,我们看到免疫检查点抑制剂[包括 PD-(L)1 单抗和 CTLA4 单抗]在多种实体瘤中展示了持久的临床获益,包括黑色素瘤、肺癌、结直肠癌、肝癌等,显著延长了某些肿瘤的 5 年生存率,让晚期肿瘤患者燃起了生存的希望。这说明有效重启或恢复肿瘤患者的抗肿瘤免疫应答是治疗肿瘤行之有效的策略,但是获益的患者群体仍然有限,耐药仍然不可避免。因此,更广泛深入地了解抗肿瘤免疫应答和肿瘤免疫逃逸的机制,将有助于进一步推动免疫治疗在肿瘤领域取得重大突破。

本节将以癌症免疫周期(也称为癌症免疫循环)所展示的动态抗肿瘤免疫反应为基础,对抗肿瘤免疫应答和肿瘤免疫逃逸展开讨论。

一、抗肿瘤免疫应答

机体免疫系统能够产生抗肿瘤免疫应答,但肿瘤细胞仍可生长,表明肿瘤细胞能够逃避宿主免疫系统的攻击,或是通过某种机制使机体下调有效的抗肿瘤免疫应答。

机体为了通过抗肿瘤免疫反应有效地杀伤肿瘤细胞,必须启动一系列动态步骤并逐步推进,这些步骤即上文提到的"癌症免疫周期"(图1-1)。首先,由致癌作用产生的肿瘤新抗原释放并被DC捕获以进行处理(步骤1)。同时,为了在该步骤能够产生抗肿瘤T细胞应答,需伴随有特异性免疫信号,以避免诱导对肿瘤抗原的外周耐受性。这类免疫原性信号可能包括由死亡肿瘤细胞或肠道菌群释放的促炎性细胞因子。接下来,DC将捕获的MHC Ⅰ和MHC Ⅱ分子上的抗原呈递给T细胞(步骤2),从而引发和激活针对肿瘤特异性抗原的效应T细胞反应(步骤3)。免疫反应的性质将在此阶段确定,T效应细胞与T调节细胞比例的平衡是最终决定免疫应答性质的关键。然后,活化的效应T细胞进入(步骤4)并浸润肿瘤床(步骤5),通过与TCR和结合到MHC Ⅰ相关抗原的相互作用特异性识别并结合肿瘤细胞(步骤6),最终杀死目标癌细胞(步骤7)。杀死的癌细胞又会释放其他肿瘤相关抗原,随即开启新一轮免疫循环,并在随后的免疫循环中增加免疫应答的广度和深度。但是在肿瘤患者中,"癌症免疫周期"无法达到最佳状态。其原因包括:①可能无法检测到肿瘤抗原;②DC和T细胞可能将肿瘤抗原视为自身抗原而不是外源抗原,从而产生T调节性细胞反应而非效应性反应;③T细胞可能无法适当地归巢至肿瘤床,而无法浸润肿瘤灶;④肿瘤微环境中的因素可能会抑制产生的效应细胞,或通过免疫抑制细胞及其产生的细胞因子等抑制免疫应答。

(一)肿瘤新生抗原

肿瘤新生抗原(neoantigen,neo-Ag)是源于肿瘤突变蛋白的一类肿瘤特异性抗原,在正常组织中不表达,而仅在肿瘤组织表达,包括致瘤病毒整合进基因组产生的抗原和突变蛋白产生的抗原。neo-Ag不仅具有高度特异性,而且因未经胸腺阴性筛选而具有强免疫原性,是肿瘤治疗性疫苗的理想靶标。体细胞突变形成的肿瘤neo-Ag被MHC分子呈递后可激活免疫系统,产生特异性抗肿瘤效应。

1. 肿瘤新生抗原的来源　目前认为,肿瘤特异性变异的多样性是非病原体来源neo-Ag的合适来源。肿瘤在发生发展过程中累积了数以万计的基因变异,其中一些基因突变,如单核苷酸变异(single nucleotide variant,SNV)所致的错义突变、插入/缺失(insertion/deletion)所致的移码突变,以及基因融合、终止密码子丢失等(图1-2),都可能产生新的基因组开放阅读框(open reading frame,ORF),从而引起氨基酸编码序列改变,在肿瘤细胞内表达新生的突变蛋白。新生突变蛋白与泛素结合后被蛋白酶体降解为多肽,通过抗原加工相关转运体运送至内质网,在内质网氨基肽酶等参与下附加到MHC Ⅰ类分子上,然后通过高尔基体将装载抗原多肽的MHC复合物运输至细胞表面,最终抗原呈递细胞表面MHC分子上的抗原肽被TCR识别并触发免疫应答(图1-3)。Neo-Ag与肿瘤相关抗原(tumor-associated antigen,TAA)及癌-睾丸抗原(cancer-testis antigen,CTA)不同,neo-Ag只表达于肿瘤细胞,故也称为肿瘤特异性抗原(tumor specific antigen,TSA),可用于区分肿瘤细胞和正常细胞。

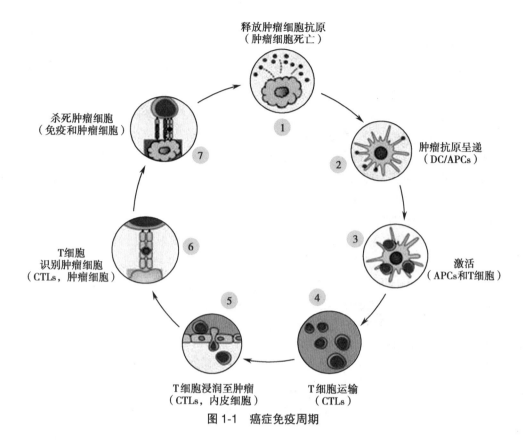

图 1-1 癌症免疫周期

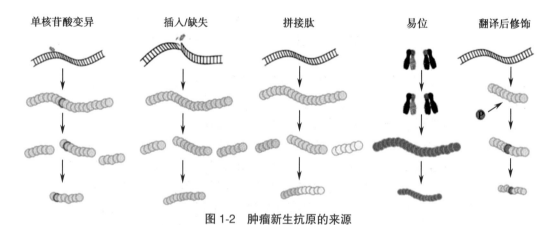

图 1-2 肿瘤新生抗原的来源

　　2. **肿瘤新生抗原在免疫治疗中的意义** 从理论上讲，neo-Ag 具有高度特异性和高免疫原性，且不容易产生免疫耐受和自身免疫，因此可能成为控制肿瘤生长、提高治疗效果的理想靶点或肿瘤治疗性疫苗的理想靶标。越来越多的证据表明，neo-Ag 参与了抗原特异性 T 细胞对肿瘤的识别与杀伤。早在 1995 年，Wölfel T 等就在黑色素瘤患者体内观察到 *CDK4* 突变可作为 neo-Ag 被 HLA 限制性 CTLs 识别。此后，Lennerz V 等研究发现，T 细胞可以识别肿瘤组织中 5 个错义突变所产生的 neo-Ag，且 T 细胞的抗肿瘤应答主要是由 T 细胞识别 neo-Ag,而不是 TAA 所触发。neo-Ag 反应性 T 细胞在胆管癌、白血病、卵巢癌等肿瘤患者体内也被发现,且与临床预后好相关。肿瘤基因组图谱(The Cancer Genome Atlas,TCGA)数据库分析也显示,neo-Ag 负荷与 CTLs 标志物、T 细胞杀伤活性的基因签名、TIL 数量等正相关,也与免疫治疗预后较好相关。

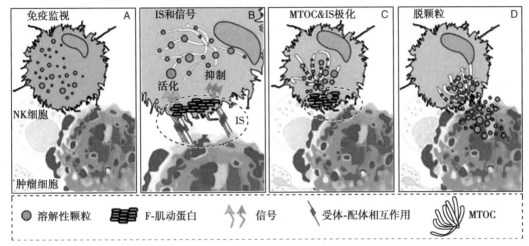

图 1-3 NK 细胞和肿瘤细胞的免疫突触

免疫检查点阻断治疗也发现,neo-Ag 负荷越大,PD-1 或细胞毒性 T 淋巴细胞相关抗原 4(CTLA-4)抗体阻断后的治疗效果越好。这些研究都提示,neo-Ag 在肿瘤精准免疫治疗中具有非常好的应用前景,值得进行深入的临床治疗试验研究。

(二)树突状细胞

免疫是先天免疫系统(非抗原特异性)与适应性免疫系统(抗原特异性)之间复杂相互作用的结果。而树突状细胞(DC)是先天免疫与适应性免疫之间必不可少的联系,被认为是免疫系统的中心。DC 具有独特的免疫调节能力,是先天免疫系统的前哨成员。尽管 DC 仅代表了非常小的一类白细胞亚群,但它们是功能最强大的 APC 细胞,因此被称为专业 APCs,在启动、调控和维持免疫应答中发挥关键作用。DC 能高效地识别、捕获、处理和呈递抗原,并且能够在抗原存在和病原体相关分子模式(PAMP)或损伤相关分子模式(DAMP)的情况下产生细胞因子,释放危险信号,在细胞免疫、体液免疫中发挥重要作用;不仅能够激活幼稚 T 细胞,还能激活 NK 细胞和 NKT 细胞、CTL 等相互作用,执行强大的免疫应答反应。

DC 在调节肿瘤特异性免疫应答中发挥关键作用,可通过多种机制发挥抗肿瘤免疫作用。

1. 诱导细胞免疫 DC 摄取肿瘤抗原后,将其加工处理为抗原肽并以 MHC I 复合物表达于细胞表面,进而与 T 细胞表面的 TCR 结合,同时与 DC 表面高表达的 CD80、CD86 等共刺激分子协同作用,激活 T 细胞,启动 CTLs 介导的免疫应答。

2. 增强体液免疫 DC 通过增加抗原特异性 CD4$^+$ 辅助性 T 细胞(Th 细胞)的产生,进而促进抗体生成;或者直接作用于 B 细胞,促进免疫球蛋白的分泌。浆细胞样树突状细胞(plasmacytoid DC,pDC)可分泌大量 IFN-I,直接诱导初始和记忆 B 细胞分化为浆细胞,产生大量免疫球蛋白 IgM。

3. 分泌多种细胞因子和趋化因子　DC 分泌的 IL-12 可诱导 Th0 细胞向 Th1 细胞分化,启动细胞免疫应答,抑制 IL-12 的产生则促进 IL-10 的分泌并向 Th2 细胞极化;分泌 IL-15 并以膜结合方式存在于 DC 表面,刺激次级淋巴器官中 NK 细胞增殖。此外,DC 还可分泌一种特异性趋化因子,即树突状细胞趋化因子 1(dendritic cell-chemokine 1,DC-CK1),选择性趋化初始型 T 细胞,增强对免疫应答的诱导作用。

4. DC 通过与某些肿瘤细胞相互接触,直接抑制肿瘤细胞的生长。

5. 肿瘤抗原致敏的 DC 还可释放一种具有抗原呈递能力的外泌体(exosomes),该小体内含有大量 MHC Ⅰ、MHC Ⅱ类分子和共刺激分子,能显著刺激抗原特异性 CD8⁺T 细胞增殖,并诱导抗原特异性 CTL 反应。

未成熟的髓样树突状细胞(myeloid dendritic cell,mDC)和 pDC 可在肿瘤和外周血中积累,且与某些特定类型肿瘤的预后不良相关。在肿瘤微环境中,未激活的 pDC 不能产生 IFN-Ⅰ,并且缺乏共刺激分子的表达。肿瘤浸润的 pDC 可产生吲哚胺 2,3- 双加氧酶(indoleamine-pyrrole 2,3-dioxygenase,IDO),促进 Tregs 的活化和免疫抑制。肿瘤内表达高水平可诱导协同刺激因子(inducible co-stimulator,ICOS)-L 的 pDC 以此途径刺激 ICOS⁺Tregs(ICOS⁺FoxP3⁺Tregs)的募集。激活的 pDC 产生大量 IFN-Ⅰ,除扩大自身的产生之外,可诱导 mDC 和 NK 细胞增加 IL-12、p70 的释放。有趣的是,活化的 pDC 能促进 Th2-like 细胞的免疫应答,这强调了它们功能的可塑性。有证据表明,IFN-α 刺激 pDC 向诱导 Th1 细胞的 pDC 分化,而在没有 IFN-α 但存在炎症信号的情况下,则刺激诱导 Th2 细胞的 pDC 分化。此外,CD56、PD-L1、颗粒酶 B 及 TRAIL 在 pDC 表达,提示 pDC 对肿瘤细胞的杀伤依赖于 TRAIL 相关的凋亡信号。

(三) 自然杀伤细胞

自然杀伤细胞(NK 细胞)是骨髓来源的先天淋巴细胞,为大颗粒淋巴细胞,存在于大多数器官中,以血液中的数量最多。最初,NK 细胞被定义为在未致敏的情况下具有杀死肿瘤细胞能力的免疫细胞。此外,NK 细胞还具有消除病毒感染细胞和分泌细胞因子来调节其他免疫细胞的作用。NK 细胞由于其固有的检测和杀死肿瘤细胞的能力,在癌症免疫治疗中发挥着关键作用。NK 细胞对肿瘤细胞的杀伤能力取决于其细胞表面无数的激活受体和抑制受体的表达,细胞间的相互作用会导致自我耐受或细胞毒性反应,而这取决于激活受体和抑制受体下游信号级联之间的精细平衡。肿瘤细胞可以通过调节受体配体的表达来逃避 NK 细胞的毒性免疫反应,或通过改变 TME 中的条件使"天平"向抑制 NK 细胞毒性反应倾斜。NK 细胞通过多种机制杀伤转化细胞或肿瘤细胞,包括递送载有蛋白酶和穿孔蛋白(如颗粒酶和穿孔素)的细胞溶解酶颗粒,释放 TNF-α 和 IFN-γ 等细胞因子,上调 Fas 配体(Fas ligand,FasL)和 TRAIL 的表达以及 ADCC 作用。完成对肿瘤细胞的杀伤需要经历以下步骤:开始 NK 细胞通过整合素和黏附分子与肿瘤细胞相结合,形成免疫突触(immunological synapse,IS);接下来是将纤丝状肌动蛋白(filamentous actin,F-actin;简称 F- 肌动蛋白)募集至 IS(图 1-3B),由内而外的信号转导增强了 IS 的相互作用,并在 IS 处激活和抑制表面受体簇;然后 NK 溶解酶颗粒通过动力蛋白 - 肌动蛋白运动蛋白沿着微管向微管组织中心(microtubule-organizing center,MTOC)移动;紧接着极化的溶解酶颗粒和 MTOC 以 ATP 依赖的方式通过肌动蛋白网眼沿着肌球蛋白 ⅡA 停靠在 IS 上;最后,溶解酶颗粒与膜融合并释放溶解酶内容物至靶细胞中,这个过程也称为脱粒作用。完成杀伤作用后 NK 细胞脱离并移向另一个靶细胞。NK 细胞的信号转导和杀伤作用被认为局限于 IS,每个 NK 细胞在杀死 4~7 个靶细胞后就会出现耗竭。大概 10% 的循环淋巴细胞为 NK 细胞,因此认为相对于实体肿瘤,NK 细胞对血液系统肿瘤和肿瘤转移具有更强大的控制能力。

(四)T 淋巴细胞

免疫系统中 T 淋巴细胞在监视控制癌性病变的发展中发挥了关键作用。T 淋巴细胞的激活主要依赖于两个要素:第一要素是 TCR 和 APC 呈递的 MHC 分子结合物相结合;第二要素是 T 淋巴细胞上的白细胞分化抗原 28(cluster of differentiation 28,CD28)识别 APC 表面的 CD80 和 CD86。其中,CD28 能够协同刺激 TCR 与 MHC 结合,因而被称为共刺激分子。CD8+T 细胞是在胸腺中发育的 T 淋巴细胞亚群,能够识别由所有类型肿瘤细胞表达的 MHC Ⅰ 类分子所呈递的抗原肽。

肿瘤细胞内的蛋白酶体降解异常突变蛋白而形成的多肽称为抗原。新合成的多肽被转化到内质网,并被连接到 MHC Ⅰ 类分子上,通过高尔基体转移到细胞表面。DC 将 MHC Ⅰ 类分子交叉呈递给 CD8+T 细胞,诱导产生具有细胞毒性的效应 CD8+T 细胞,即 CTLs。DC 和 CD8+T 细胞之间的相互作用以受体 - 配体的方式进行,CD8+T 细胞的运输是由这些细胞中表达的 CXC- 趋化因子受体 3(CXCR3)与 CXC- 趋化因子配体 9(CXCL9)以及 DCs 产生的 CXCL10 之间的相互作用所介导。DC 表达配体 CD70 和 CD80-CD86,以与其分别在 CD8+T 细胞上表达的 CD27 和 CD28 受体结合。受体 - 配体结合即启动了 CD8+T 细胞。而 CD4+T 细胞可以为 CD8+T 细胞的启动提供帮助或刺激。DC 诱导 CD4+T 细胞向其抗原特异性效应 T 细胞分化,CD4+T 细胞对 CD8+T 细胞启动的刺激作用以细胞因子的形式介导。在 Ⅱ 类 MHC 中,CD4+T 细胞与抗原相互作用,进而导致细胞分泌细胞因子,以刺激 CD8+T 细胞,从而帮助其增殖与活化。因此,诱导 CD4+T 细胞和 CD8+T 细胞的共刺激信号通路可能会激活两种细胞,使其迁移至抗原展示位点。而效应性 CTLs 分泌促炎性细胞因子裂解细胞。CD4+T 细胞还可以帮助激活 DC 并诱导 DC 成熟,从而促进共刺激分子的表达以及促成 CD8+T 细胞启动的细胞因子分泌。NK 细胞也具有类似功能,NK-DC 细胞交流是为了刺激 CD4+T 细胞释放细胞因子。因此,为了诱导 CD8+T 细胞的启动,NK、DC 及 CD4+T 细胞之间以相互确证的模式工作。CD4+T 细胞共抑制受体表达失调则会促进自身免疫,而这些受体在 CD8+T 细胞上持续过表达可导致其功能障碍或功能耗竭,使得抗肿瘤免疫应答能力受损。

CD8+T 细胞活化后,效应性 CD8+T 细胞浸润至 TME,杀伤肿瘤细胞。激活的 CTLs 通过两种主要途径杀死肿瘤细胞。第一种途径是颗粒胞吐作用:CTLs 在遭遇肿瘤细胞时产生穿孔素,在其质膜上形成孔作为将颗粒酶释放到 TME 的途径,释放的颗粒酶进入癌细胞并裂解其细胞内底物。第二种途径是 FasL 凋亡途径,CTLs 通过活化 FasL 以及随后靶细胞释放的细胞色素 c 来激活脱天蛋白酶。CTLs 还释放 IFN-γ 和 TNF-α,以诱导肿瘤细胞的细胞毒性。CD8+T 细胞和 CD4+T 细胞产生的 IFN-γ 可刺激 M1 样肿瘤相关巨噬细胞,发挥抗肿瘤作用。然后,T 细胞在活化后数小时或数天内开始表达共抑制受体,如 PD-1,这可能是由于 IFN-γ 诱导了抗肿瘤 M1 样巨噬细胞和 PD-L1 而发生的。Tregs 表达 CTLA-4 也可能减弱 CD8+T 细胞的抗肿瘤活性,从而触发 TME 内的免疫抑制活性。CTLA-4 和 CD28 竞争与 DC 上表达的 CD80 和 / 或 CD86 结合,从而导致 DC 对 CD8+T 细胞的诱导活性降低,并随后抑制这些细胞。

CTLs 与肿瘤基质内的其他细胞相互作用,这些交互作用会随着肿瘤的进展而减弱,反之亦然。肿瘤的主要功能是对 TME 内的细胞重新编程以获得免疫抑制活性。这种特定的方式将帮助肿瘤细胞以不受控制的方式增殖并获得其侵袭性特征。CTLs 与免疫刺激细胞(包括 NK 细胞、M1 型巨噬细胞、CD4⁺T 细胞和 DC)发生正向交互,而与免疫抑制细胞(包括肿瘤相关成纤维细胞、癌细胞、Tregs 和 M2 型巨噬细胞)负向交互。因篇幅关系在此不一一赘述。

二、肿瘤免疫逃逸

肿瘤是在免疫系统持续的选择性压力下发生的。肿瘤细胞具备全方位逃避免疫识别的各种方式。Schreiber 等在 2002 年首次提出肿瘤免疫编辑理论,将其分为免疫清除、免疫平衡、免疫逃逸 3 个阶段,并认为免疫系统发挥免疫监视功能的同时,肿瘤细胞通过修饰自身表面抗原、改造肿瘤微环境为免疫抑制等来逃避机体的免疫识别与攻击,从而逃避免疫监视。因此,深入研究肿瘤免疫逃逸机制是制订特异、高效的免疫治疗策略,以及克服免疫治疗耐药的关键。

(一)肿瘤细胞自身的逃逸机制

肿瘤细胞作为机体的"异己"分子,其发生、发展过程也是与机体免疫系统相互作用、相互抗衡的复杂过程。肿瘤细胞可通过改变肿瘤抗原和抗原相关呈递基因的表达以及其自身表面分子结构、分泌免疫抑制因子、与免疫抑制细胞相互作用等对肿瘤微环境进行改造,以逃避免疫系统的攻击,从而促进肿瘤的发生与发展。

在肿瘤发生早期,抗原性较强的亚克隆易被免疫系统识别并消灭,而抗原性较低的肿瘤细胞则逃避机体的免疫杀伤。肿瘤细胞可能不表达刺激免疫应答所必需的共刺激分子,另外由于肿瘤细胞的遗传不稳定性和高有丝分裂率,也可能选择性地失去免疫原性抗原的表达。只要抗原性分子不是细胞生长所必需的,抗原丢失就可以赋予细胞生长的优势。在实验模型中发现,肿瘤抗原也能诱导免疫系统的免疫耐受而促进肿瘤的生长。细胞所产生的黏多糖等分子也可能屏蔽免疫系统对免疫原性抗原的识别作用。肿瘤细胞可以分泌或表达、抑制或阻断免疫应答的因子,如分泌 TGF-β 抑制淋巴细胞和巨噬细胞,高表达 Fas 配体导致淋巴细胞死亡。多数肿瘤细胞表面 MHC Ⅰ类分子表达下降或缺失,包括 MHC 分子完全丢失、单倍型丢失、某一位点丢失及 MHC 等位基因丢失等。

肿瘤细胞表面的黏附分子 / 共刺激分子的表达常缺失,使得 T 细胞活化过程中缺乏第二信号而不能被有效激活,而某些负向调控的共刺激分子则高表达。例如,肿瘤细胞通过表达 CTLA-4、PD-L1、FasL 等,可以与 T 细胞或 NK 细胞直接接触,下调其杀伤能力并介导其凋亡,使肿瘤微环境中的细胞毒性效应细胞处于耗竭状态,抑制抗肿瘤的免疫应答。基于此,已有针对 PD-1/PD-L1 和 CTLA-4 的单抗,在多个实体肿瘤(包括黑色素瘤、肺癌等)的治疗中取得较好疗效。表达 FasL 的肿瘤细胞能诱导表达 Fas 的淋巴细胞发生凋亡,而由于瘤细胞本身 Fas 表达下调,使淋巴细胞促肿瘤细胞凋亡的作用处于弱势。肿瘤细胞亦常高表达吲哚胺 2,3- 双加氧酶(IDO)。IDO 作为色氨酸代谢限速酶,可导致色氨酸代谢异常并激活调节性 T 细胞。某些肿瘤细胞高表达非经典的 HLA-Ⅰ类分子,如 HLA-E、HLA-G 等,也是逃逸免疫的机制之一。

肿瘤细胞还可以向肿瘤微环境中分泌一系列免疫抑制性因子,驯化浸润的免疫细胞,如 TGF-β、IL-10、IL-4 等,这些因子可抑制 T 细胞和 NK 细胞对肿瘤的杀伤功能,并介导巨噬细胞向免疫抑制方向极化;此外,肿瘤细胞还分泌 VEGF-A、MMP 等,通过促进血管生成以及消化细胞外基质,为肿瘤的迁移和侵袭提供有利条件。

肿瘤干细胞也是逃避免疫识别和杀伤的关键群体。例如,肿瘤干细胞可通过下调细胞膜表面 NK 细胞的活化配体——MHC Ⅰ类多肽相关序列(MHC class Ⅰ ipolypeptide-related sequence, MIC)A 和 MICB,减轻和逃避 NK 细胞对其的杀伤功能,从而达到免疫逃逸的目的。而肿瘤微环境中 IL-6 和 TGF-β 等细胞因子通过直接促进肿瘤细胞发生 EMT,进一步介导肿瘤的转移和免疫逃逸。

(二)T 细胞功能的抑制

CD8+CTLs 是靶向肿瘤最重要的免疫细胞。在肿瘤进展期间,由于肿瘤微环境内的免疫相关耐受和免疫抑制,CTLs 会出现功能障碍和衰竭而产生适应性免疫抵抗。肿瘤相关成纤维细胞(cancer associated fibroblasts, CAFs)、M2 样 TAMs 和 Tregs 等免疫抑制细胞可对 CD8+T 细胞介导的抗肿瘤免疫反应形成免疫屏障。

肿瘤细胞和 Tregs 都能向 TME 释放腺苷酸以促进免疫抑制,反过来腺苷酸进一步促进 Tregs 抑制 CTLs 的活性,而肿瘤细胞产生的腺苷酸还可诱导 MDSCs 的活化,后者释放 TGF-β 进而增强 Tregs 的免疫抑制作用。此外,肿瘤细胞还释放许多其他免疫抑制介质,包括 IDO1、PD-L1、COX-2 以及信号转导和转录激活因子 3(STAT3)等,抑制 TME 中 CTLs 的活性。TME 内 M2 型巨噬细胞也会分泌 STAT3 损伤 CTLs 的功能。Tregs 通过与其他免疫抑制细胞(包括 M2 型巨噬细胞和 CAFs)相互配合,抑制 CTLs 转运到肿瘤的核心,Tregs 亦可释放 TGF-β,抑制 TME 中 CTLs 的活性。TGF-β 通过抑制 CTLs 溶细胞性产物(包括颗粒酶 A 和 B、穿孔素、FasL 和 IFN-γ 等)的表达达到抑制 CTLs 活性的作用。另外,TGF-β 还可抑制 CD8+ 和 CD4+T 细胞的增殖。此外,Tregs 表面 CD73 的表达有助于 Tregs 介导的抑制 CTLs 的免疫抑制活性,而 TGF-β 则可诱导 T 细胞中 CD73 的表达。由此可见,Tregs 通过其免疫抑制活性,有望为肿瘤细胞从免疫系统逃脱并表现侵袭性特征铺平道路。

CAFs 通过其分泌产物以自分泌和旁分泌的方式影响自身和附近细胞,CAFs 在肿瘤侵袭性边界的位置用于调节 CTLs,如抑制 CTLs 向肿瘤内迁移,从而导致 TME 内处于免疫抑制状态。CAF 诱导 TME 中糖酵解代谢的速率增加,进一步导致该环境中的葡萄糖缺乏,这种缺乏促进了肿瘤细胞与效应 T 细胞之间的竞争。在这种情况下,CTLs 倾向于减少数量,这是 CAFs 调节这些细胞数量的机制。CAFs 还可以通过激活 PD-L2 和 FasL 以抗原依赖性机制促进对 CTLs 的杀伤。

(三)免疫抑制细胞

肿瘤微环境由肿瘤细胞、免疫细胞、内皮细胞、成纤维细胞以及细胞外基质、细胞因子和趋化因子等共同构成,是保护和支持肿瘤发生、发展及转移、复发的必要结构功能单元。肿瘤微环境中的免疫细胞往往因周围环境中细胞因子以及肿瘤细胞的作用,获得免疫抑制性,非但无法清除肿瘤,反而起到促进肿瘤细胞生长和转移的作用。常见的免疫抑制细胞及其促进肿瘤免疫逃逸的机制如下:

1. **肿瘤相关巨噬细胞(TAMs)** 是一类在肿瘤局部富集并且促进肿瘤生长的巨噬细胞,约占肿瘤灶细胞总数的 50%,是导致肿瘤免疫抑制微环境形成的关键,包括多种不同功能和表面标志物的细胞亚群。多数实体肿瘤通过一系列细胞因子和趋化因子,如 CSF1、VEGFA、轴突导向因子(semaphorin 3A,SEMA3A)、CCL2 和 CXC- 趋化因子配体 12(CXC-chemokine ligand 12,CXCL12)等,促进巨噬细胞向肿瘤部位趋化,进而获得抑制性表型。在小鼠肿瘤模型中,来源于肿瘤微环境中淋巴细胞的细胞因子,如 IL-4、IL-10、IL-13、IFN-γ、TNF-α 等,也可以促进肿瘤微环境中巨噬细胞向 M2 型巨噬细胞极化,通过高表达 Arg-1 和分泌 IL-10、TGF-β 等细胞因子抑制 $CD8^+T$ 细胞的增殖及效应功能,并募集 Tregs,进而促进肿瘤生长,使其进一步获得免疫抑制性。在非小细胞肺癌(non-small cell lung cancer,NSCLC),TAMs 可通过 IL-6/STAT3 途径,增加肿瘤干细胞的数量;通过抑制性的共刺激分子,如 PD-L1、CTLA-4,作用于效应 T 细胞,抑制其对肿瘤细胞的杀伤功能;除了直接作用于效应 T 细胞外,TAMs 还可以通过分泌 CCL22 募集 Tregs;此外,TAMs 还可促进血管新生,敲除 TAMs 的 VEGF 则可抑制肿瘤生长。

2. **髓源性抑制细胞(MDSCs)**　是一类在肿瘤局部大量聚集的、具有抑制性的不成熟髓系细胞亚群,其主要功能是抑制 NK 细胞、NKT 细胞的细胞毒活性以及 $CD4^+$ 和 $CD8^+T$ 细胞的适应性免疫活性。小鼠 MDSCs 表型为 $CD11b^+Gr1^+$,人 MDSCs 表型相对比较复杂,主要为 $Lin-HLA-DR^{low}CD11b^+CD33^+$。以往研究证实,肿瘤组织分泌的细胞因子可以诱导 MDSCs 的生成和扩增,主要包括 GM-CSF、G-CSF、IL-6、IL-1β、IL-17、VEGF 等。MDSCs 抑制免疫应答的机制是:①上调 Arg-1 和诱导型一氧化氮合酶 2(inducible nitric oxide synthase,iNOS-2)的表达,消耗微环境中的精氨酸和半胱氨酸,影响 CD3ζ 链的合成,从而抑制 TCR 信号,抑制 T 细胞增殖并促进其凋亡;②代谢产生大量活性氧自由基,抑制 TCR 信号转导;③通过抑制 T 细胞蛋白激酶 B(protein kinase B,PKB;又称 AKT)信号通路,导致 IL-2 通路受阻,诱导 T 细胞凋亡;④产生包括 IL-10、TGF-β 在内的抑制性分子,抑制 NK 细胞的功能和促进 TAMs 向 M2 型极化,产生 VEGF 和 MMP 促进血管生成和肿瘤侵袭;⑤诱导 Tregs 向肿瘤局部浸润并影响其分化,从而抑制抗肿瘤免疫。

3. **调节性 T 细胞(Tregs)**　是一群具有免疫抑制功能的 T 细胞亚群,在维持自身免疫稳定、促进肿瘤免疫耐受及肿瘤免疫逃逸等方面发挥着重要作用,主要表型特征为 $CD4^+CD25^+FoxP3^+$。肿瘤微环境内的巨噬细胞能分泌大量趋化因子(如 CCL22 和 CCL20),将胸腺、骨髓、淋巴结及外周血中高水平表达 CC 类趋化因子受体 CCR4 和 CCR6 自然产生的 Tregs 招募至肿瘤局部,肿瘤微环境中的 CCL22、CCL5 驱使 Tregs 向肿瘤局部浸润和富集;肿瘤局部的 TGF-β 可以诱导 $CD4^+ CD25^-T$ 细胞表达 FoxP3,并下调 Smad7,使其转化为 Tregs。另外在乳腺癌小鼠模型中,前列腺素 E_2(prostaglandin E_2,PGE_2)也可以促进 Tregs 向肿瘤局部的转移,从而介导 $CD8^+T$ 细胞的凋亡和肿瘤的骨转移。Tregs 的免疫抑制机制还包括通过分泌 TGF-β,抑制 NK 细胞由 NKG2D 介导对肿瘤的细胞毒性杀伤作用,并且这种作用不依赖于 IL-10。除此之外,Tregs 在乳腺癌模型中还可以分泌 β- 半乳糖苷结合蛋白(β-galactoside-binding protein,β-GBP),诱导 NK 细胞凋亡,抑制 NK 细胞对肿瘤细胞的杀伤能力,促进乳腺癌细胞向肺转移。另外,天然 Tregs 表达大量颗粒酶 A 而颗粒酶 B 只有少量表达,并同时表达穿孔素。Tregs 可以利用颗粒酶 A 和穿孔素,以一种依赖于 CD18 粘连作用的方式,杀伤肿瘤局部的免疫效应细胞,如 $CD4^+$ 和 $CD8^+$ 的效应 T 细胞、$CD14^+$ 单核细胞以及成熟或不成熟的树突状细胞,从而达到免疫抑制的作用。

由此可见,Tregs 对肿瘤免疫的抑制作用主要体现在抑制 NK 细胞和效应 T 细胞的杀伤功能上。虽然其在肿瘤局部的比例不高,但是抑制效应却十分强大,因此解除其免疫抑制作用就显得非常重要。特异性去除 Tregs,也是未来的治疗方向之一。

4. Th 细胞 Th17 细胞以分泌 IL-17 为主要特征。最初人们认为其主要功能是维持黏膜屏障作用,在肠道、肺以及皮肤有相对较高的分布,在抗感染免疫和自身免疫疾病中具有重要意义。RAR- 相关孤儿受体 γ(RAR-related orphan receptor γ,RORγ)是 Th17 细胞重要的转录因子。肿瘤浸润 Th17 细胞表面高水平表达 CX-C 4 型趋化因子受体(CX-C chemokine receptor Type 4,CXCR4)和 C-C6 型趋化因子受体(C-C chemokine receptor type 6,CCR6),肿瘤局部的 CXCL12(CXCR4 的配体)和 CCL20(CCR6 的配体)可以促进其浸润至肿瘤局部。Th17 细胞在炎症反应相关肠癌模型中研究较多:在氧化偶氮甲烷(azoxymethane,AOM)和葡聚糖硫酸钠(dextran sulfate sodium,DSS)诱导的炎症反应相关直肠癌模型中,敲除 IL-17A 后,促炎因子 IL-6、IFN-γ、TNF-α 等分泌减少,AKT、STAT3 等通路活性降低,抑制肿瘤进展。另外有研究表明,IL-17 作用于已恶性突变的肠上皮细胞,通过激活其胞外信号调节激酶(extra cellular signal-regulated kinase,ERK)、丝裂原活化蛋白激酶(mitogen-activated protein kinase,MAPK)、核因子活化 B 细胞 κ 轻链增强子(nuclear factor kappa-light-chain-enhancer of activated B cells,NF-κB)等途径,促进肿瘤细胞增殖。但是也有研究表明,IL-17 具有修复肠上皮屏障的功能,在肠炎急性期起保护作用,因此 Th17 细胞在炎症反应相关肠癌模型中的作用可能是动态的。研究使其从保护作用到促肿瘤作用的转变,阐明促进这种转变的关键因子和机制,将为后续的研究和治疗提供理论基础。

5. 调节性 B 细胞(Bregs) 首先在自身免疫病模型中提出,主要通过调节 Th1 细胞和 Th17 细胞的平衡来减轻自身免疫性疾病。在近些年对肿瘤模型的研究中发现,其有多种表型,可以通过不同机制来抑制肿瘤免疫。在二甲氧基苯甲醛(dimethoxybenzaldehyde,DMBA)和对苯二甲酸(terephthalic acid,TPA)诱导的小鼠鳞状上皮癌中,$Tnf^{-/-}$ 小鼠的肿瘤发展受到抑制,而过继回输野生型建模小鼠的 B 细胞后,肿瘤生长状况达到和野生型建模小鼠同样的水平,但是过继回输 $Tnf^{-/-}$ 小鼠的 B 细胞并不能起到促进肿瘤生长的作用,提示 Bregs 分泌的 TNF-α 在肿瘤形成过程中起重要作用。也有研究表明,在多种肿瘤模型中,T 细胞来源的 IL-21 诱导 B 细胞表达颗粒酶 B,分化成具有细胞杀伤毒性的 B 细胞,这种 B 细胞可杀伤 T 细胞,并介导其凋亡,从而抑制 T 细胞的抗肿瘤活性。

以往,B 细胞在肿瘤免疫中并不被重视,随着近年来的研究进展,人们发现 Bregs 在肿瘤逃逸中也起到重要作用。因此,进一步揭示其转录因子,发掘其亚群和表面标志物,利用相应特异性抗体减少其在肿瘤局部的浸润,解除其抑制功能,在肿瘤治疗中也是一个可以参考的新思路。

总之,我们对抗肿瘤免疫应答和肿瘤免疫逃逸的了解和认识还十分局限,现有的研究结果只揭示了其中一部分机制,相对于动态的、机制复杂的肿瘤微环境而言,可能目前只看到冰山一角,还有很多研究和工作需要去做,最终为肿瘤治疗提供更多的理论依据和潜在靶点。

(赵 超 张 坤 李雪飞 苏春霞)

参考文献

［1］ GALON J, BRYNI D. Tumor immunology and tumor evolution: intertwined histories. Immunity, 2020, 52 (1): 55-81.

［2］ WOAN KV, MILLER JS. Harnessing natural killer cell antitumor immunity: from the bench to bedside. Cancer Immunol Res, 2019, 7 (11): 1742-1747.

［3］ SADEGHZADEH M, BORNEHDELI S, MOHAHAMMADREZAKHANI H, et al. Dendritic cell therapy in cancer treatment: the state-of-the-art. Life Sci, 2020, 254: 117580.

［4］ TRUS EVAN, BASTA SAMEH, GEE KATRINA. Who's in charge here？ macrophage colony stimulating factor and granulocyte macrophage colony stimulating factor: competing factors in macrophage polarization. Cytokine, 2020, 127: 154939.

［5］ DERAKHSHANI A, VAHIDIAN F, ALIHASANZADEH M, et al. Mast cells: a double-edged sword in cancer. Immunol Lett, 2019, 209: 28-35.

［6］ VARRICCHI G, RAAP U, RIVELLESE F, et al. Human Mast Cells and basophils-How Are They Similar How Are They Different？ Immunol Rev, 2018, 282 (1): 8-34.

［7］ MOLLINEDO F. Neutrophil degranulation, plasticity and cancer metastasis. Trends Immunol, 2019, 40 (3): 228-242.

［8］ SILK AW, MARGOLIN K. Cytokine therapy. Hematol Oncol Clin North Am, 2019, 33 (2): 261-274.

［9］ CHEN DS, MELLMAN I. Oncology meets immunology: the cancer-immunity cycle. Immunity, 2013, 39 (1): 1-10.

［10］ KUNIMASA K, GOTO T. Immunosurveillance and immunoediting of lung cancer: current perspectives and challenges. Int J Mol Sci, 2020, 21 (2): 597.

［11］ BRÄUNLEIN E, KRACKHARDT AM. Identification and characterization of neoantigens as well as respective immune responses in cancer patients. Front Immunol, 2017, 8: 1702.

［12］ TUCCI M, PASSARELLI A, MANNAVOLA F, et al. Immune system evasion as hallmark of melanoma progression: the role of dendritic cells. Front Oncol, 2019, 9: 1148.

［13］ CONSTANTINO J, GOMES C, FALCÃO A, et al. Dendritic cell-based immunotherapy: a basic review and recent advances. Immunol Res, 2017, 65 (4): 798-810.

［14］ MEZA GUZMAN LG, KEATING N, NICHOLSON SE. Natural killer cells: tumor surveillance and signaling. Cancers (Basel), 2020, 12 (4): 952.

［15］ FARHOOD B, NAJAFI M, MORTEZAEE K. CD8 (+) cytotoxic T lymphocytes in cancer immunotherapy: a review. J Cell Physiol, 2019, 234 (6): 8509-8521.

［16］ VAN DER LEUN AM, THOMMEN DS, SCHUMACHER TN. CD8 (+) T cell states in human cancer: insights from single-cell analysis. Nat Rev Cancer, 2020, 20 (4): 218-232.

［17］ DE JAEGHERE EA, DENYS HG, DE WEVER O. Fibroblasts fuel immune escape in the tumor microenvironment. Trends Cancer, 2019, 5 (11): 704-723.

［18］ MESSEX JK, BYRD CJ, LIOU G-Y. Signaling of macrophages that contours the tumor microenvironment for promoting cancer development. Cells, 2020, 9 (4): 919.

［19］ SARODE P, SCHAEFER MB, GRIMMINGER F, et al. Macrophage and tumor cell cross-talk is fundamental for lung tumor progression: we need to talk. Front Oncol, 2020, 10: 324.

［20］ WEI T, ZHONG W, LI Q. Role of heterogeneous regulatory T cells in the tumor microenvironment. Pharmacol Res, 2020, 153: 104659.

第二章 肺癌免疫治疗现状

第一节 免疫检查点抑制剂的研发与应用

免疫检查点（immune checkpoints）是免疫细胞产生的抑制自身免疫活性的蛋白小分子，通过调节免疫反应来维持自身耐受并保护周围组织的免疫抑制性通路，在机体免疫系统中起保护作用，类似"刹车"原理，防止 T 细胞过度激活导致的炎症损伤等，对维持自身耐受、调控生理性免疫应答的时间和强度至关重要，能降低外周组织因免疫应答而发生的损伤。目前已知与免疫反应调节相关的免疫检查点分子有：细胞毒性 T 淋巴细胞相关抗原 4（CTLA-4）、程序性死亡蛋白 -1（PD-1）、T 细胞免疫球蛋白黏蛋白分子 -3（T cell immunoglobulin and mucin domain-3，TIM-3）、淋巴细胞激活基因 3（lymphocyte activation gene-3，LAG-3）、B 和 T 淋巴细胞弱化因子（B and T lymphocyte attenuator，BTLA）及 T 细胞活化的 V 域免疫抑制因子（V-domain immunoglobulin suppressor of T cell activation，VISTA）等。

一、免疫检查点抑制剂研发历程

肿瘤免疫检查点抑制剂（immune checkpoint inhibitors，ICIs）是目前肿瘤免疫治疗药物最主要的研发方向。ICIs 针对癌症背景下的免疫抑制性通路，能够解除肿瘤微环境中对免疫功能的抑制，重新激活 T 细胞对肿瘤细胞的免疫应答效应，从而达到抗肿瘤的作用。ICIs 主要集中在 CTLA-4、PD-1、PD-L1 等 3 个分子上。

1982 年，詹姆斯·艾利森（James P. Allison）在得克萨斯大学系统癌症中心工作时，鉴定了 T 细胞抗原受体，允许 T 细胞识别另一个细胞表面的一种不寻常蛋白质。后来，当大多数研究癌症免疫学的人员提倡疫苗开启 T 细胞以驱动抗肿瘤免疫应答时，艾利森博士提出相反的建议，即阻断"关闭"信号。在对抗 CTLA-4 抗体的小鼠研究中，艾利森博士发现在治疗小鼠中，90% 小鼠的癌症消失了。这一发现使得免疫治疗研究的模式发生转变。

1992 年，PD-1 受体由本庶佑（Tasuku Honjo）教授发现。但 PD-1 这种程序性死亡受体在长达 7 年的时间里没有被引起重视。直到 1999 年，本庶佑教授意外发现，敲除 PD-1 的小鼠都出现了明显的关节炎。

1999 年，当时在美国梅奥医学中心工作的陈列平教授发现 B7-H1（也就是现在为人所熟知的 PD-L1）可以抑制免疫反应。当时，陈列平教授还不知道自己发现的 B7-H1 和本庶

肺癌免疫治疗现状

佑教授发现的 PD-1 是配体和受体的关系。

2000 年,哈佛大学的戈登·弗里曼(Gorden Freeman)与本庶佑一起发现 PD-L1 就是 PD-1 的配体,两者结合可以抑制 T 细胞的增殖和细胞因子的分泌,负调控淋巴细胞的激活。他们还在 2001 年发现了另一个 PD-1 的配体——PD-L2,其功能和 PD-L1 类似。

2002 年,陈列平教授将 B7-H1(PD-L1)应用在肿瘤免疫方向,他还发现,B7-H1(PD-L1)充当了肿瘤细胞的"盾牌",可以使其免于 T 细胞的攻击。

2003 年,陈列平教授首次在活体实验中证明抑制 PD-L1 可以治愈约 60% 患有头颈癌的小鼠,这也是第一次成功地在活体中证明抑制 PD-L1 对肿瘤 T 细胞治疗获益。基于这些前期研究的不断推进,才有了后期临床广泛的应用。2006 年,陈列平教授组织开展了 anti-PD1/PD-L1 抗体途径的首次临床试验。

2011 年,以艾利森的发现为奠基,美国食品药品监督管理局(Food and Drug Administration,FDA)批准首个免疫检查点抑制剂[anti-CTLA-4 单抗,伊匹木单抗(ipilimumab)]上市,用于晚期黑色素瘤的二线治疗。这标志着肿瘤免疫治疗进入了新时代。

2013 年,肿瘤的免疫治疗被 *Science* 评为十大科学突破之首。

2014 年,FDA 批准 PD-1 抗体帕博利珠单抗(pembrolizumab)和纳武利尤单抗(nivolumab)上市,肿瘤免疫疗法彻底成为热劲十足的研发热点。

2016 年,FDA 批准 PD-L1 单抗阿替利珠单抗(atezolizumab)上市,用于治疗铂类药物化疗后疾病进展或术前 / 术后接受铂类药物化疗 12 个月内疾病恶化的局部晚期或转移性尿路上皮癌(urothelial carcinoma)患者。

2018 年,纳武利尤单抗注射液和帕博利珠单抗注射液在中国上市。

2019 年 12 月 9 日,PD-L1 抑制剂度伐利尤单抗(durvalumab)注射液在中国获批上市,用于治疗同步放化疗后未进展的不可切除的 III 期非小细胞肺癌(NSCLC)患者。

2020 年 2 月 13 日,国家药品监督管理局(National Medical Products Administration,NMPA)正式批准了阿替利珠单抗(atezolizumab)注射液联合化疗用于一线治疗广泛期小细胞肺癌(extensive stage small cell lung carcinoma,ES-SCLC)。

近年来,国产 ICIs 的研发也在如火如荼地开展中。2018 年 12 月 17 日,国家药品监督管理局有条件批准首个国产 PD-1 单抗[特瑞普利单抗(toripalimab)]上市。这是我国企业独立研发、具有完全自主知识产权的生物制品创新药,用于治疗既往标准治疗失败后的局部进展或转移性黑色素瘤。

2018 年 12 月 27 日,PD-1 抗体药物信迪利单抗获 NMPA 批准上市,用于至少经过二线系统化疗的复发或难治性经典型霍奇金淋巴瘤的治疗。

2019 年 5 月 30 日,PD-1 抗体药物卡瑞利珠单抗获 NMPA 批准上市,用于治疗复发或难治性经典型霍奇金淋巴瘤(三线治疗)。

2019 年 12 月 28 日,PD-1 抗体药物替雷利珠单抗获批准,用于治疗至少经过二线系统化疗的复发或难治性经典型霍奇金淋巴瘤。

二、免疫检查点抑制剂在肺癌中获批适用证情况

近些年来,ICIs 在肺癌的治疗领域也在快速发展。截至目前,已经获批的肺癌 ICIs 共有 9 种,分别是抗 CTLA-4 单抗[伊匹木单抗(ipilimumab)]、抗 PD-1 单抗[帕博利珠单抗

(pembrolizumab)、纳武利尤单抗(nivolumab)、卡瑞利珠单抗、替雷利珠单抗、信迪利单抗]，以及抗 PD-L1 单抗[度伐利尤单抗(durvalumab)、阿替利珠单抗(atezolizumab)和舒格利单抗]。

(一)伊匹木单抗

伊匹木单抗(ipilimumab)是一种与 CTLA-4 结合的人单克隆抗体，可抑制 CTLA-4 与 B7 结合，降低 CTLA-4 对 T 细胞激活的抑制作用。其抑制作用也可减少 Tregs，最终导致对肿瘤相关抗原的免疫应答加速。

FDA 于 2020 年 5 月 15 日正式批准纳武利尤单抗(3mg/kg)+ 伊匹木单抗(1mg/kg)用于一线 PD-L1 阳性(≥ 1%)、表皮生长因子受体(epidermal growth factor receptor，EGFR)或间变性淋巴瘤激酶(anaplastic lymphoma kinase，ALK)阴性的成人转移性 NSCLC 的治疗。该项批准主要基于Ⅲ期 CheckMate-227 研究的Ⅰa 部分数据。纳武利尤单抗联合伊匹木单抗(O+Y)成为全球首个获批的肺癌双免联合治疗，该获批也正式拉开了肺癌双免治疗时代的序幕；基于 CheckMate-9LA 研究结果，FDA 于 2020 年 5 月 26 日批准 O+Y+2 周期化疗的 NSCLC 一线适应证。

(二)帕博利珠单抗

帕博利珠单抗(pembrolizumab)是一种强效、高选择性抗 PD-1 人源单克隆抗体，直接阻滞 PD-1 与其配体 PD-L1 和 PD-L2 的相互作用，消除 T 细胞活化的抑制，产生抗肿瘤效果。

基于 KEYNOTE 系列研究，帕博利珠单抗批准用于肺癌的适应证有：①与培美曲塞和顺铂 / 卡铂联合用于一线治疗无法切除的晚期 / 复发的非鳞状 NSCLC 患者(无论 PD-L1 表达如何)。②与卡铂和紫杉醇 /nab- 紫杉醇联合用于一线治疗无法切除的晚期 / 复发性鳞状 NSCLC 患者(无论 PD-L1 表达如何)。③单药用于 EGFR、ALK 基因突变阴性的 PD-L1 高表达[肿瘤比例评分(tumor proportion score，TPS)≥ 50%]的转移性 NSCLC 患者的一线治疗。④单药用于 PD-L1 表达(TPS ≥ 1%)的转移性 NSCLC 患者的二线治疗。携带 EGFR 或 ALK 基因的肿瘤患者在接受帕博利珠单抗之前应该通过 FDA 批准的靶向治疗后疾病仍进展。⑤单药应用于转移性 SCLC 的三线治疗。

此外，2017 年 5 月 FDA 批准帕博利珠单抗用于接受治疗后疾病仍进展且没有令人满意的替代治疗方案的、成人和儿童不可切除的或转移性高度微卫星不稳定性(microsatellite instability-high，MSI-H)或错配修复缺陷(mismatch repair deficiency，dMMR)实体瘤患者或接受氟嘧啶、奥沙利铂和伊立替康治疗后有疾病进展的 MSI-H 或 dMMR 的转移性结直肠癌患者。2020 年 6 月 17 日 FDA 批准帕博利珠单抗第二项"不限癌种"的新适应证，用于治疗后已有进展且没有令人满意的替代治疗的组织高肿瘤突变负荷(tumor mutation burden，TMB)≥ 10 个突变 / 兆碱基(使用 FDA 指定的检测)的无法切除或转移性实体瘤的成年和儿童患者。

(三)纳武利尤单抗

纳武利尤单抗(nivolumab)是完整的人 IgG$_4$ 单克隆 PD-1 抗体，而未测得有抗体依赖性细胞介导细胞毒性作用(ADCC)。

基于 CheckMate-017 和 CheckMate-057 的研究结果，纳武利尤单抗单药获 FDA 批准用于转移性 NSCLC 二线治疗(无论 PD-L1 表达状态如何)；基于 CheckMate-816 研究结果，美国 FDA 批准纳武利尤单抗与含铂双药化疗联用，作为新辅助疗法，治疗可切除 NSCLC 患者,不论患者 PD-L1 表达情况如何,这是首款获批在手术前治疗 NSCLC 的免疫疗法组合;基于 CheckMate-032 研究的结果,纳武利尤单抗单药获批用于转移性 SCLC 的三线治疗,成为首个被批准用于 SCLC 患者的免疫肿瘤治疗药物,但随着研究随访时间的延长,纳武利尤单抗单药后线治疗 SCLC 的适应证已经撤回,还需要进一步确认单药免疫在 SCLC 中的地位。

(四) 卡瑞利珠单抗

CameL 研究是一项Ⅲ期对照研究,纳入的所有患者都源自中国人群。结果显示,卡瑞利珠单抗联合化疗组对比化疗组,客观缓解率(objective response rate,ORR)分别为 60% 和 39.1%,全人群中位无进展生存期(progression-free survival,PFS)分别为 11.3 个月和 8.3 个月,PD-L1 阳性人群的中位 PFS 分别为 15.2 个月和 9.9 个月,总生存期(overall survival,OS)尚未成熟,但已经有获益的趋势。基于此研究,2020 年 6 月 19 日,NMPA 批准卡瑞利珠单抗联合培美曲塞和卡铂用于表皮生长因子受体(EGFR)基因突变阴性和间变性淋巴瘤激酶(ALK)阴性的、不可手术切除的局部晚期或转移性非鳞状 NSCLC 的一线治疗,成为国内首个获批肺癌适应证的国产 PD-1 抑制剂。基于 CameL-Sq 研究,2021 年 12 月 10 日,卡瑞利珠单抗获批肺鳞癌一线治疗适应证。具体为:联合紫杉醇和卡铂用于局部晚期或转移性鳞状非小细胞肺癌患者的一线治疗。

(五) 替雷利珠单抗

基于 RATIONALE 307 和 RATIONALE 304 研究结果,NMPA 分别于 2021 年 1 月 12 日和 2021 年 6 月 22 日批准替雷利珠单抗(百泽安)联合化疗用于局部晚期或转移性鳞状和非鳞状 NSCLC 的一线治疗;基于 RATIONALE 303 研究结果;NMPA 于 2022 年 1 月批准替雷利珠单抗用于晚期或转移性 NSCLC 的二/三线治疗。

(六) 信迪利单抗

2021 年 2 月 3 日,NMPA 批准创新 PD-1 抑制剂信迪利单抗(达伯舒)联合培美曲塞和铂类化疗一线治疗表皮生长因子受体(EGFR)基因突变阴性和间变性淋巴瘤激酶(ALK)阴性、不可手术切除的局部晚期或转移性非鳞状 NSCLC。此次适应证申请基于 ORIENT-11 的Ⅲ期对照临床研究,研究显示,其显著延长了 PFS,达到预设的优效性标准。至中期分析数据截止日,中位随访时间为 8.9 个月,试验组和对照组由独立影像学评审委员会评估的中位 PFS 分别为 8.9 个月和 5.0 个月,[风险比(hazard ratio,HR)0.482,95% CI 0.362~0.643,$P<0.00001$]。安全性特征与既往报道的研究结果一致,无新的安全性信号。基于 ORIENT-12 研究结果,NMPA 于 2021 年 6 月 3 日批准了信迪利单抗联合吉西他滨和卡铂一线治疗不可手术切除的局部晚期或转移性肺鳞癌。

(七) 度伐利尤单抗

度伐利尤单抗(durvalumab)是一种高亲和性 IgG1 单克隆抗体,其能够选择性抑制 PD-L1 与 PD-1 和 CD80 结合,不与 PD-L2 结合,从而降低由 PD-L2 抑制产生的免疫相关毒性风险。

PACIFIC 临床试验研究结果显示,同步放化疗后使用度伐利尤单抗免疫治疗,降低了Ⅲ期不可切除 NSCLC 患者近 32% 的死亡风险,中位 PFS 为 16.8 个月,3 年总生存率更是高达 57%。基于此研究结果,2018 年 2 月,FDA 首次批准度伐利尤单抗用于同步放化疗后无进展的不可手术切除的局部晚期 NSCLC,也是目前唯一批准用于局部晚期 NSCLC 的免疫药物。基于 CASPIAN 研究的结果,2020 年 3 月 30 日,FDA 批准度伐利尤单抗联合依托泊苷 + 顺铂 / 卡铂一线治疗广泛期 SCLC 患者。

(八)阿替利珠单抗

阿替利珠单抗(atezolizumab)是一种抗 PD-L1 的人源化 IgG1 单克隆抗体,通过阻断 PD-L1 与其受体 PD-1 和 B7-1(也称为 CD80)的相互结合,解除肿瘤免疫微环境抑制状态和 T 细胞耗竭,促进肿瘤特异性 T 细胞活化、增殖和杀伤效应,从而实现清除肿瘤细胞的目的。

基于 OAK 及 POPLAR 研究,2016 年 10 月 FDA 批准阿替利珠单抗单药用于一线含铂双药化疗后进展且无 EGFR、ALK 基因变异的转移性 NSCLC 二线治疗。基于 IMpower150 研究结果,FDA 于 2018 年 12 月批准阿替利珠单抗联合紫杉醇 / 卡铂化疗及贝伐珠单抗(bevacizumab)用于无 EGFR、ALK 基因变异的晚期非鳞 NSCLC 一线治疗。基于 IMpower110 结果,2020 年 5 月 18 日,FDA 批准阿替利珠单抗单药用于一线治疗经 FDA 批准的检测且肿瘤 PD-L1 高表达无 EGFR 或 ALK 基因突变的转移性 NSCLC 成人患者。

除了 NSCLC,基于 IMpower133 研究结果,FDA 批准阿替利珠单抗联合化疗作为先前未治疗广泛期小细胞肺癌(ES-SCLC)的一线治疗,这是 20 多年来首个被 FDA 批准用于 ES-SCLC 患者初始治疗的新方案。

(九)舒格利单抗

基于 GEMSTONE-302 的研究结果,2021 年 12 月 20 日,PD-L1 抑制剂舒格利单抗获 NMPA 批准,联合培美曲塞和卡铂用于 EGFR 和 ALK 阴性的转移性非鳞状 NSCLC 患者的一线治疗以及联合紫杉醇和卡铂用于转移性鳞状 NSCLC 患者的一线治疗,成为首款同时获批非鳞状与鳞状 NSCLC 的免疫检查点抑制剂。基于 GEMSTONE-301 的研究结果,2022 年 6 月 2 日,NMPA 批准舒格利单抗用于同步或序贯放化疗后未发生疾病进展的不可切除的 Ⅲ 期 NSCLC 患者巩固治疗。

过去 10 年来,癌症治疗中最重要的成就无疑是引入靶向 T 细胞的免疫调节剂来阻断免疫检查点 CTLA-4 和 PD-1 或 PD-L1。ICIs 免疫疗法在多方面革新了肿瘤学领域,其为癌症患者提供一个更全面的视角,不仅是癌细胞,而且在免疫学家、肿瘤学家和其他医学专业领域专家之间创造了新的、富有成效的互动。肺癌免疫治疗已覆盖全线,给晚期患者走向慢性病的进程带来了希望,同时也增加了早期患者治愈的可能。

(储香玲 季现秀 石琴 赵静 苏春霞)

第二节 非小细胞肺癌免疫检查点抑制剂治疗

一、免疫检查点抑制剂单药治疗现状

虽然现在非小细胞肺癌(NSCLC)免疫检查点抑制剂治疗可以使用单药,也可以使用联合方案,但免疫治疗是从单药治疗开始探索的,涉及药物疗效判定、安全性评估、机制探索、耐药研究和预测标志物研究等领域,覆盖面广。可以说,后续所有免疫联合治疗是以免疫单药治疗数据作为基础的;在联合治疗中发现的问题均需要通过单药研究的数据来解决。而

且,单药治疗还可以用于准确判定药物的不良反应,深度分析药物的耐药机制。

(一)二线治疗中奠定基础

1. PD-1 抑制剂单药治疗 目前有两个 PD-1 抑制剂,即帕博利珠单抗(pembrolizumab)和纳武利尤单抗(nivolumab)获批二线治疗晚期 NSCLC。PD-1 抑制剂单药二线治疗有四方面的成绩。第一,CheckMate-017、CheckMate-057、KEYNOTE-010 研究显示,PD-1 抑制剂单药在二线领域获得了一致性较高的结果——ORR、PFS 和 OS 明显优于单药多西他赛,使得 *EGFR/ALK* 突变阴性的晚期 NSCLC 二线治疗,除了化疗外有了更优选择。同时在 CheckMate-078 研究中,以中国人群作为研究对象,*EGFR/ALK* 突变阴性的晚期 NSCLC 二线纳武利尤单抗单药治疗对比单药多西他赛,ORR、PFS 以及 OS 同样取得了阳性结果。第二,PD-1 抑制剂单药治疗使得部分患者获得了长期生存。过去,晚期 NSCLC 患者 5 年生存率仅为 5.5%,但免疫治疗的拖尾效应可使部分患者获得长期生存。早期 CA209-003 试验的长期随访结果显示,接受纳武利尤单抗单药治疗的晚期 NSCLC 患者 5 年生存率为 16%;而接受化疗的晚期 NSCLC 患者 5 年生存率只有 4.8%。KEYNOTE-001 试验长期随访结果显示,最早接受帕博利珠单抗单药治疗的肺癌患者的 5 年生存率达到 15.5%,其中接受一线免疫治疗的患者为 22.3%。如果患者的 PD-L1 表达≥50%,5 年生存率则高达 29.6%。2019 年世界肺癌大会(World Conference on Lung Cancer,WCLC)报道了最新的 CheckMate-017 和 CheckMate-057 联合分析数据:接受纳武利尤单抗治疗的患者 5 年生存率达到 13.4%,超过接受化疗患者的 5 倍(2.6%),而且随访时间的延长并未增加新的毒性或严重毒性的发生率。这是第一个来自Ⅲ期临床研究的 5 年总生存数据报道。因此,免疫治疗使得部分患者治愈已经成为现实。第三,PD-1 抑制剂单药二线治疗毒性可耐受。在早期的Ⅰ期临床研究中,PD-1 单抗单药治疗毒性低,患者耐受性好,研究中未观察到剂量限制性毒性,未检测到最高耐受剂量。随后的二线研究(CheckMate-017、CheckMate-057、CheckMate-078 和 KEYNOTE-010 研究)进一步验证了单药治疗毒性可耐受的一致性。第四,PD-1 抑制剂丰富了二线治疗选择。过去二线治疗的药物非常有限,多西他赛和培美曲塞是为数不多的晚期 NSCLC 二线用药选择。PD-1 抑制剂的加入,不仅提供了更多选择,也使得鳞癌、腺癌的治疗方式得到了统一。

2. PD-L1 抑制剂单药治疗 相对于 PD-1 抑制剂研究数据,PD-L1 抑制剂的研究数据较少。根据 POPLAR 和 OAK 试验的结果,阿替利珠单抗(atezolizumab)被 FDA 批准用于二线治疗晚期 NSCLC。Ⅱ期临床试验 POPLAR 显示,阿替利珠单抗对照多西他赛,OS 有显著获益(12.6 个月对比 9.7 个月)。根据 PD-L1 表达预设分层,肿瘤细胞和肿瘤浸润的淋巴细胞高表达 PD-L1 亚组,生存获益更加显著。OAK 是经治 NSCLC 中第一个靶向 PD-L1 的随机Ⅲ期研究,对比了阿替利珠单抗与多西他赛。在第一批分析的患者中,425 例患者被随机分配到阿替利珠单抗治疗组,425 例患者被分配到多西他赛治疗组。在意向治疗(intention to treat,ITT)和 PD-L1 表达的人群中,阿替利珠单抗显著延长患者的生存时间。ITT 人群中阿替利珠单抗将患者的中位存活时间从对照组的 9.6 个月提高到 13.8 个月。在 PD-L1 表达率>1% 的人群中,阿替利珠单抗将患者的中位存活时间延长到 15.7 个月(对照组为 10.3 个月)。在 PD-L1 低表达或不表达的患者中也看到了存活时间的延长,中位存活时间从 8.9 个月提高到 12.6 个月。鳞癌和非鳞癌患者有相似的生存获益。阿替利珠单抗治疗组出现 3、4 级不良事件的比例较低,仅约 15%(90/609),而在对照组中高达 43% 左右

(247/578),多西他赛组有 1 例患者死于呼吸道感染。国内还没有 PD-L1 单抗获批用于治疗晚期 NSCLC 的二线治疗。

(二) 一线治疗结果喜忧参半

免疫单药治疗在晚期 NSCLC 一线治疗中也具有一定的地位,KEYNOTE-024 研究证实了单药帕博利珠单抗(pembrolizumab)在优势人群中的疗效(PD-L1 ≥ 50%):中位 OS 达到 26.3 个月,显著优于化疗组的 14.2 个月(2019 年 WCLC)。在更广泛的人群中(PD-L1 ≥ 1%),被 KEYNOTE-042 研究证实,帕博利珠单抗单药治疗仍然是有效的,同时也看到随着 PD-L1 表达水平的增加,患者的获益度也显著增加。因此,在一线领域,帕博利珠单抗是唯一获批单药治疗晚期 NSCLC 的免疫检查点抑制剂。然而,同样是 PD-1 抑制剂的一线治疗,CheckMate-026 研究结果显示,在 PD-L1 表达阳性(PD-L1 ≥ 1%)患者中,一线使用纳武利尤单抗(nivolumab)单药治疗与化疗方案比较,PFS 并未显示有显著差异:入组的 541 例患者之前未接受过全身性治疗,而且经检测为 PD-L1 表达阳性(PD-L1 ≥ 1%);中位 PFS 分别为 4.2 个月和 5.9 个月(*HR* 1.15,95% *CI* 0.91~1.45);总生存期为 14.4 个月和 13.2 个月(*HR* 1.02,95% *CI* 0.80~1.30);对照组患者疾病进展后有 60% 交叉至纳武利尤单抗治疗组进行后续治疗。为何 KEYNOTE-024 成功,而 CheckMate-026 失败了呢? 原因是多方面的:CheckMate-026 研究中,纳武利尤单抗治疗组中有近 40% 的患者既往接受过放疗;CheckMate-026 的研究者设置以 PD-L1 表达 ≥ 1% 为入组标准,而 KEYNOTE-024 研究中肿瘤细胞 PD-L1 表达 ≥ 50%;CheckMate-026 研究中获益的人群有较高的 TMB,这与 KEYNOTE-024 研究纳入高表达 PD-L1 的人群是不同的,而且临床试验结果的间接比较发现 PD-1 抑制剂之间还是有差别的。无论如何,单药治疗给优势人群提供了去化疗方案的治疗选择。

(三) 免疫治疗的维持

目前,免疫治疗的维持主要体现在局部晚期 NSCLC 同步放化疗后。2018 年,世界肺癌大会公布了 PACIFIC 研究数据。在这项研究中,局部晚期 NSCLC 患者同步放化疗后按 2:1 的比例随机分配至度伐利尤单抗(durvalumab)组或安慰剂组。结果显示,中位 PFS 在度伐利尤单抗组为 17.2 个月,在安慰剂组为 5.6 个月(*HR* 0.51,95% *CI* 0.41~0.63)。与安慰剂比较,度伐利尤单抗显著延长了患者 OS(*HR* 0.68,95% *CI* 0.47~0.99)。度伐利尤单抗组未达到中位 OS,安慰剂组为 28.7 个月。PACIFIC 是第一项被证明可以给无法切除的 Ⅲ 期非小细胞肺癌患者带来生存获益的研究。该研究结果支持度伐利尤单抗维持治疗是新的治疗标准。2020 年,欧洲肿瘤内科学会(European Society for Medical Oncology,ESMO)年会更新了数据:度伐利尤单抗中位 OS 为 47.5 个月,相比安慰剂组的 29.1 个月,延长了 18.4 个月;4 年总生存率达 49.6%,而对照组为 36.3%,提示有近 1/2 的患者通过 PACIFIC 模式生存时间达到 4 年。

(四) PD-1 和 PD-L1 抑制剂相似但不相同

PD-1 和 PD-L1 抑制剂有很多相似之处和不同之处。从机制上讲,PD-1 抑制剂和 PD-L1 抑制剂均可以解除 PD-1/PD-L1 通路介导的免疫抑制,但作用范围不同。PD-L2 与 PD-1 的亲和力要高于 PD-L1 与 PD-1 的亲和力;PD-1 抑制剂阻断了 PD-1/PD-L1 的作用,同时也阻断了 PD-1/PD-L2 的作用;由于 PD-L1 和 PD-L2 表达的范围不同(PD-L1 主要表达在肿瘤细胞和巨噬细胞,PD-L2 主要表达在巨噬细胞和抗原呈递细胞),因此其治疗结局也

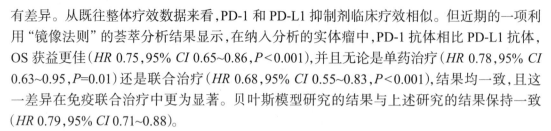

有差异。从既往整体疗效数据来看,PD-1 和 PD-L1 抑制剂临床疗效相似。但近期的一项利用"镜像法则"的荟萃分析结果显示,在纳入分析的实体瘤中,PD-1 抗体相比 PD-L1 抗体,OS 获益更佳(HR 0.75,95% CI 0.65~0.86,P<0.001),并且无论是单药治疗(HR 0.78,95% CI 0.63~0.95,P=0.01)还是联合治疗(HR 0.68,95% CI 0.55~0.83,P<0.001),结果均一致,且这一差异在免疫联合治疗中更为显著。贝叶斯模型研究的结果与上述研究的结果保持一致(HR 0.79,95% CI 0.71~0.88)。

从安全性上看,PD-1 抗体相比 PD-L1 抗体,总体不良事件发生率[3~5 级:相对危险度(relative risk,RR)1.04,95% CI 0.78~1.39,P=0.78]和免疫相关不良事件发生率(3~5 级:RR 0.88,95% CI 0.46~1.68,P=0.69)均无统计学差异。但从部分回顾性研究结果来看,PD-L1 抑制剂引起的免疫检查点相关肺炎发生率要低于 PD-1 抑制剂(分别为 2% 和 4%),严重性(3~4 级肺炎)也低于 PD-1 抑制剂(分别为 0.4% 和 1.1%,P=0.02),原因是 PD-L1 抑制剂不阻断 PD-1/PD-L2 通路,保留巨噬细胞 PD-L2 的功能,避免免疫检查点相关肺炎的发生。然而,目前仍没有关于 PD-1 和 PD-L1 抑制剂头对头比较的疗效和安全性的数据。

当然,NSCLC 患者接受免疫检查点抑制剂治疗的不良事件也有其自身特点。例如,NSCLC 患者发生肺炎的风险明显高于其他肿瘤类型;部分 NSCLC 患者接受免疫治疗会有毛发颜色加深的反应,而黑色素瘤患者接受免疫治疗后皮肤颜色会变浅。另外,即使同是PD-1 单抗,毒性特征也可能有所不同。例如,卡瑞利珠单抗引起毛细血管增生症的发生率可达 80%(但均为 1~2 级事件,且与疗效相关),明显高于帕博利珠单抗(pembrolizumab)的4.5%。针对免疫检查点抑制剂治疗的机制、毒性、预测方面的结论,仍然需要通过单药治疗的数据来分析和探究。这些数据不仅使得我们更加清楚免疫治疗的机制,也为联合治疗提供了理论依据。

(五) 展望

免疫检查点抑制剂单药治疗效果差,仅部分 NSCLC 能从免疫治疗中获益,有效率为20%~30%,这与针对驱动基因 *EGFR/ALK* 突变的靶向治疗有效率相差甚远。免疫检查点抑制剂单药治疗在未来需要解决三方面问题:一是找到单药治疗的最佳受益人群,即使用生物标志物来筛选优势人群。生物标志物可以是肿瘤来源的因子,如 TMB、新抗原负荷、DNA损伤修复基因突变状态及驱动基因突变状态等;或肿瘤微环境因子,如 PD-L1、干扰素、细胞因子、IDO、抑制性免疫细胞等;或宿主因素,如患者一般状况、激素使用史、抗生素使用史、肠道菌群特征等。然而,单一生物标志物预测的灵敏性和特异性较低,目前仅仅 PD-L1免疫组织化学检测用于帕博利珠单抗免疫治疗的伴随诊断,其他生物标志物如 TMB、新抗原负荷还需要进一步深入研究。使用标志物来预测疗效更多时候是必要条件而不是必须条件,多种生物标志物的互补性预测可以提高免疫治疗的预测效率。另一方面,免疫检查点抑制剂单药治疗需要开创新的领域,如双功能免疫疗法融合蛋白 M7824,其一端是识别结合 PD-L1 的抗体,另一端是靶向 TGF-β 的受体,能够同时阻断相互独立又彼此互补的PD-L1 通路和 TGF-β 通路,进而促进免疫细胞对肿瘤细胞的杀伤。2018 年,美国临床肿瘤协会(American Society of Clinical Oncology,ASCO)年会报道了 M7824 二线治疗 NSCLC 的数据:PD-L1 阳性患者(PD-L1 ≥1%)ORR 达到了 40.7%(11/27)。在 PD-L1 高表达患者(PD-L1 ≥80%)中,M7824 的 ORR 更是高达 71.4%(5/7)。最近更新的数据显示,所有人群的 ORR为 27%,PD-L1 阳性患者的 ORR 为 37%,PD-L1 高表达患者(PD-L1 ≥50%)的 ORR 为

85.7%。最后,我们需要继续探索其他免疫检查点抑制剂单药治疗的疗效。除了成功的帕博利珠单抗和失败的纳武利尤单抗外,度伐利尤单抗单药一线治疗晚期 NSCLC 的临床研究结果仍然值得期待(PD-L1 ≥ 25%;PEARL;NCT03003962)。而且,其他 PD-1 抑制剂,包括国产的 PD-1 抑制剂也在进行相关的临床试验,期待将来一线、二线领域免疫检查点抑制剂治疗出现百花齐放的局面。其他非 PD-1/PD-L1 靶点的免疫检查点抑制剂,如针对 TIM3 和 LAG-3 的单抗正在研发中。最难得的是,近期陈列平教授在基于基因组的受体筛选平台 GSRA 中发现了新的免疫检查点 Siglec-15,其抗体有望接力 PD-1/PD-L1 抑制剂。在 2019 年 11 月召开的第 34 届癌症免疫治疗学会(Society for Immunotherapy of Cancer,SITC) 2019 年会上公布了 Siglec-15 抑制剂 NC318 的 1/2 期临床数据(NCT03665285),结果显示: NC318 在 10 例可评估 PD-1 单抗耐药 NSCLC 患者中 ORR 为 20%(2/10),其中包含 1 例完全缓解(complete remission,CR)和 1 例部分缓解(partial remission,PR)。

总之,免疫检查点抑制剂单药治疗可以解决许多实际问题。针对耐受性差的患者、老年患者,尤其是优势人群,可以选择单药免疫检查点抑制剂治疗,作为去化疗的优选方案;单药治疗还可用于准确判定药物的不良反应,有利于开展精准治疗的探索研究,深度分析药物的耐药机制。免疫检查点抑制剂单药治疗在现实中仍有地位,未来可期。

二、免疫抑制剂联合化疗现状

过去 10 年间,随着科学技术不断进步,肺癌治疗正朝着精准化的方向不断发展。随着免疫治疗研究的不断深入,以及越来越多的程序性死亡蛋白 -1(PD-1)/ 程序性死亡蛋白配体 -1(PD-L1)抑制剂在中国获批上市,中国肺癌治疗格局正在经历革命性的变革,越来越多的患者看到了长期生存的希望。免疫单药治疗 ORR 较低是其短板。因此,临床肿瘤学家一直期望将常规治疗手段与免疫治疗结合,以期更多患者从免疫治疗中获益。

免疫治疗的研究在过去数年中取得了长足的进展,免疫治疗的策略也逐渐从二线治疗转为一线治疗、辅助治疗以及新辅助治疗的方向。2018 年是免疫联合治疗数据“大爆发”的一年。在前期 KEYNOTE-021G 和 Impower150 研究的基础上,针对非鳞状细胞 NSCLC 的 KEYNOTE-189、Impower130 和 Impower132,以及针对肺鳞癌的 KEYNOTE-407 和 Impower131 等多项 III 期临床研究均不同程度地提示化疗与免疫联合治疗能提高 NSCLC 患者的 ORR,显著降低疾病进展和死亡风险,且耐受性良好。目前,化疗联合免疫治疗作为驱动基因阴性的晚期 NSCLC 一线治疗选择已被写入美国国家综合癌症网络(National Comprehensive Cancer Network,NCCN)指南以及中国临床肿瘤学会(Chinese Society of Clinical Oncology,CSCO)指南。

(一)免疫联合化疗的作用机制

众多试验数据表明,化疗联合免疫治疗在某种程度上可以提高治疗晚期 NSCLC 的疗效,这两种治疗方式起到协同作用的机制尚不明确。由于两种治疗方案包含的药物多样复杂,可能涉及的机制包括免疫原性激活、非特异性激活的淋巴细胞、上调某些识别分子、增加抗原递呈细胞的表达、免疫抑制的解除等。有研究表明,化疗药物可以通过诱导癌细胞凋亡,从而直接刺激抗癌免疫因子或减轻免疫抑制机制来激活抗肿瘤免疫反应。全身化疗可以增加抗原性、免疫原性或易感性,抗原性可以使肿瘤细胞表面肿瘤相关抗原过表达,从而刺激免疫监测达到抗肿瘤效应,易感性则提高了肿瘤细胞被免疫效应器识别和杀死的可能性。所以,化疗亦是一种间接的免疫治疗,与机体的肿瘤免疫有着密切的关系。

1. **上调识别分子机制** Nolan 等发现,使用顺铂治疗乳腺癌相关基因(breast cancer-related gene 1,BRCA-1)突变型乳腺癌,能够增加其突变负荷;结合两种不同的免疫检查抑制剂,在小鼠模型中取得了令人满意的结果,这也提示类似方法可能适用于人类患者。顺铂联合双免疫治疗药物抗 PD-1 和抗细胞毒性 T 淋巴细胞相关蛋白 -4(CTLA-4)治疗 BRCA1 缺陷小鼠,使得抗肿瘤免疫增强,引起系统和肿瘤内免疫反应。这一反应包括增强树突状细胞的激活,抑制 FoxP3[+] 调节性 T 细胞,同时增加肿瘤浸润细胞毒性 CD8[+] 和 CD4[+]T 细胞的活化,其特点是诱导多能细胞因子产生 T 细胞。双免疫检查点抑制剂(并非单免疫检查点抑制剂)联合顺铂显著削弱了体内 BRCA-1 缺陷肿瘤的生长,提高了生存率。

2. **免疫原性激活** 研究表明,某些传统的化疗药物可能通过免疫刺激机制发挥作用。例如在肿瘤微环境(tumour micro-environment,TME)中,蒽醌驱动一种受调控的免疫原性细胞死亡(immunogenic cell death,ICD)表型,并直接阻断免疫抑制通路。ICD 与自适应压力反应,倾向于树突状细胞(DC)的成熟,包括内质网伴侣钙网蛋白(calreticulin)的暴露,释放 ATP 和 I 型干扰素的刺激炎症反应。在肺腺癌的转基因小鼠模型,奥沙利铂(oxaliplatin)联合环磷酰胺(cyclophosphamide)治疗缺乏 T 细胞浸润的肿瘤,可以使 PD-L1 和 CTLA-4 抗体更加敏感,从而增强抗肿瘤效应。这些数据与临床观察一致,即在 NSCLC 的一线治疗中增加了伊匹木单抗(ipilimumab)联合紫杉醇和卡铂,使无进展生存率和总体生存率得到显著提高。Pfirschke 等在 KP(Kras 和 Trp53 突变)肺腺癌模型中发现,化疗药物[奥沙利铂 -环磷酰胺(oxa-cyc)]可以诱导 KP 肿瘤细胞的免疫表型,即诱导表达 PD-L1,使得免疫检查点抑制剂的抗肿瘤效应得到充分发挥。同时,oxa-cyc 可以促进 CD8[+]T 细胞浸润 KP 肿瘤并延迟癌症进展。因此适当应用可以激活肿瘤免疫的化疗药物,可以使得肿瘤细胞对免疫检查点治疗更加敏感,并改善临床结局。

3. **增加抗原递呈细胞的表达和免疫抑制的解除** Nowak 等表明,应用吉西他滨治疗肿瘤小鼠,可使淋巴细胞数量大量减少;这种情况对 B 细胞的影响却非常大。通过体外 T 淋巴细胞对血细胞凝集素的记忆反应,使得细胞免疫增强。吉西他滨治疗肿瘤小鼠增加了抗原对 CD8[+] 细胞的交叉表达,从而增加其增殖和功能。此外,凋亡诱导宿主产生强烈的抗肿瘤反应,显著降低肿瘤生长。同样,Liu 等也证明吉西他滨可使肿瘤细胞 MHC- I 类分子的表达增加,从而导致 T 细胞死亡的增加。此外,作者发现 T 细胞的增殖,可能与 DC 的扩增有关。除了这些直接影响外,吉西他滨通过减轻抗肿瘤免疫反应的抑制来间接增强免疫原性。髓源性抑制细胞(myeloid-derived suppressor cells,MDSCs)是一种由未成熟的髓样细胞组成的异质性种群,在免疫反应中起到抑制效应。早有研究证明,其在胃肠道肿瘤和其他癌症中均升高。Mundy Bosse 等指出,在小鼠腺癌模型中升高的 MDSCs 降低了干扰素的免疫应答能力,而吉西他滨可以恢复这种反应能力。同样,Vincent 等发现,吉西他滨选择性地减少了在肿瘤小鼠脾胃中发现的 MDSCs 数量,而 T 细胞、NK 细胞、巨噬细胞或 B 细胞均未明显减少,MDSCs 的丢失伴随着抗肿瘤 T 细胞活性的增加,从而达到杀伤肿瘤细胞的作用。

(二)一线免疫联合化疗

既往研究显示,传统的化疗药物可通过不同途径激活抗肿瘤免疫反应,包括诱导具免疫原性的肿瘤细胞死亡,或扰乱肿瘤细胞逃避免疫监控的策略。例如,蒽环类药物治疗的肿瘤细胞可分别通过嘌呤受体或 Toll 样受体 -4 激活肿瘤浸润淋巴细胞(TIL)、单核细胞和树突

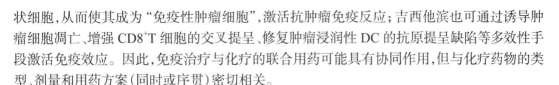

状细胞,从而使其成为"免疫性肿瘤细胞",激活抗肿瘤免疫反应;吉西他滨也可通过诱导肿瘤细胞凋亡、增强 CD8$^+$T 细胞的交叉提呈、修复肿瘤浸润性 DC 的抗原提呈缺陷等多效性手段激活免疫效应。因此,免疫治疗与化疗的联合用药可能具有协同作用,但与化疗药物的类型、剂量和用药方案(同时或序贯)密切相关。

1. **非鳞 NSCLC 的免疫联合化疗** Ⅱ期临床研究 KEYNOTE-021G 的成功为晚期 NSCLC 的免疫治疗开创了联合治疗的全新模式,同时也使帕博利珠单抗(pembrolizumab)联合培美曲塞 + 铂类治疗获得了 FDA 的批准,用于初治、无表皮生长因子受体 / 间变性淋巴瘤激酶(EGFR/ALK)突变的晚期非鳞 NSCLC 患者。该项 Ⅱ期临床研究的结果也得到了 Ⅲ期随机对照临床研究 KEYNOTE-189 的验证。KEYNOTE-189 是一项国际多中心随机、双盲、安慰剂对照Ⅲ期临床试验,结果显示,无论 PD-L1 表达水平如何,PD-L1 TPS ≥ 50%、在 1%~49%,还是 <1%,免疫联合化疗的中位 PFS 和 OS 均明显优于单纯化疗。至第二次疾病进展或死亡的时间(second progression-free survival,PFS2)是近年来新出现的一个临床疗效评价指标,指从随机开始到二线治疗进展或死亡的时间。KEYNOTE-189 研究中,化疗组患者进展后允许交叉使用二线免疫治疗,但从最新的 PFS2 结果来看,中位 PFS2 分别为 17 个月和 9 个月(HR 0.49,95% CI 0.40~0.59),显示了一线应用免疫治疗的疗效显著优于二线应用免疫治疗,且对后续治疗仍有一定的影响。

PD-L1 抑制剂阿替利珠单抗(atezolizumab)联合白蛋白结合型紫杉醇和卡铂在 EGFR/ALK 野生型晚期非鳞 NSCLC 一线治疗的Ⅲ期临床研究 Impower130 结果显示:联合组 OS 和 PFS 均显著优于化疗组,中位 OS 分别为 18.5 个月和 13.9 个月(*HR* 0.79,95% *CI* 0.64~0.98,*P*=0.033),中位 PFS 分别为 7 个月和 5.5 个月(*HR* 0.64,95% *CI* 0.54~0.77,*P*<0.000 1)。这是首个 PD-L1 抑制剂在晚期 NSCLC 一线治疗中取得成功的研究,也使非鳞 NSCLC 的一线治疗多了一种选择。阿替利珠单抗联合培美曲赛和铂类化疗在 EGFR/ALK 野生型晚期非鳞 NSCLC 一线治疗的Ⅲ期临床研究 Impower132 显示,联合组 PFS(7.6 个月)优于化疗组 PFS(5.2 个月)(*HR* 0.60,95% *CI* 0.49~0.72,*P*<0.000 1),但中期分析 OS 在统计学上无差异。与帕博利珠单抗联合化疗不同的是,阿替利珠单抗联合化疗的疗效与 PD-L1 表达相关,PD-L1 高表达(TC3 或 IC3)和无表达(TC0 和 IC0)患者中联合组 PFS 显著优于化疗组,而 PD-L1 低表达患者中(TC1/2 或 IC1/2)两组 PFS 无显著差异。

2. **肺鳞癌的免疫联合化疗** 在晚期肺鳞癌方面,KEYNOTE-407 是一项国际多中心随机、双盲、安慰剂对照Ⅲ期临床试验。结果显示,帕博利珠单抗联合卡铂 / 紫杉醇或白蛋白结合型紫杉醇,明显改善晚期初治鳞癌患者的 PFS 和 OS。联合治疗组与安慰剂对照组相比,全球 PFS 分别为 8.0 个月和 5.1 个月(*HR* 0.57,95% *CI* 0.47~0.69,*P*<0.000 01),中国扩展研究的 PFS 分别为 8.3 个月和 4.2 个月(*HR* 0.32,95% *CI* 0.21~0.49,*P*<0.000 01);全球研究 OS 分别为 17.1 个月和 11.6 个月(*HR* 0.71,95% *CI* 0.58~0.88,*P*=0.000 8),中国扩展研究 OS 分别为 17.3 个月和 .12.6 个月(*HR* 0.44,95% *CI* 0.24~0.81,*P*=0.000 8)。亚组分析显示,中位 OS 在 PD-L1 TPS<1%、TPS 1%~49%、TPS ≥ 50% 组中分别为 15.9 个月和 10.2 个月(*HR* 0.61,95% *CI* 0.38~0.98)、14.0 个月和 11.6 个月(*HR* 0.57,95% *CI* 0.36~0.90),未达到(not reached,NR)和 NR(*HR* 0.64,95% *CI* 0.37~1.10)。中位 PFS 在 PD-L1 TPS<1%、TPS 1%~49%、TPS ≥ 50% 组中分别为 6.3 个月和 5.3 个月(*HR* 0.68,95% *CI* 0.47~0.98)、7.2 个月和 5.2 个月(*HR* 0.56,95% *CI* 0.39~0.80)、NR 和 NR(*HR* 0.37,95% *CI* 0.24~0.58),

提示对于驱动基因阴性的晚期鳞癌患者,无论 PD-L1 表达水平如何,免疫联合化疗的疗效均明显优于单纯化疗。PD-L1 单抗阿替利珠单抗联合卡铂 + 紫杉醇 / 白蛋白结合型紫杉醇用于晚期肺鳞癌一线治疗的Ⅲ期随机对照试验 Impower131 同样证实,联合组 PFS 优于化疗组,分别为 6.3 个月和 5.6 个月(*HR* 0.71,95% *CI* 0.60~0.85,*P*=0.001)。在所有 PD-L1 表达亚组中均可看到免疫联合化疗的 PFS 获益,这种获益随着 PD-L1 表达升高而更趋明显。高 PD-L1 表达组获益最多,中位 PFS 分别为 10.1 个月和 5.5 个月(*HR* 0.44,95% *CI* 0.27~0.71),但与 Impower132 研究结果相似,Impower131 中期分析显示 OS 并未取得阳性结果。

虽然不同的临床研究有不同的试验设计及入组人群,但上述 5 项Ⅲ期随机对照临床研究结果均提示:不同的 PD-1/PD-L1 单抗是不同的,PD-1/PD-L1 单抗的获益人群不同,疗效与 PD-L1 表达的关系似乎也不同。

对于 PD-L1 ≥ 50% 的晚期 NSCLC 患者,到底要选择帕博利珠单抗单药还是帕博利珠单抗联合化疗,目前仍无定论。单药毒副作用较低,无化疗相关的不良反应,但联合治疗组的缓解率、PFS、OS、HR 都较低,意味着联合治疗模式更大程度上降低疾病进展风险和死亡风险,对于肿瘤负荷的降低更为明显。因此,对于疾病进展迅速、肿瘤负荷大的患者建议联合治疗,当然也要权衡疗效与毒副作用的利弊,综合考虑。目前针对 PD-L1 ≥ 50% 的晚期 NSCLC 患者,尚无免疫单药对比联合化疗的头对头临床研究。

在免疫治疗二线 NSCLC 方面,CheckMate-078 研究是第一个针对东亚人群,主要以中国人群为主的免疫检查点抑制剂二线治疗晚期 NSCLC 的Ⅲ期多中心、随机对照临床研究,旨在评估纳武利尤单抗(nivolumab)与多西他赛在治疗含铂双药化疗治疗后出现疾病进展的Ⅲb/ Ⅳ期 EGFR 阴性和 ALK 阴性的 NSCLC 患者的安全性和疗效。结果显示,纳武利尤单抗单药对比多西他赛,晚期二线肺癌患者的中位 OS 改善,分别为 11.9 个月和 9.5 个月(*HR* 0.75,95% *CI* 0.61~0.93,*P*<0.000 01),死亡风险下降 25%,与全球数据(分别为 11.1 个月和 8.1 个月,*HR* 0.68)保持一致;PFS 均为 2.8 个月(*HR* 0.79,95% *CI* 0.65~0.98)。

对于靶向耐药的患者,在 NCCN2018 V3 版指南中指出 *EGFR/ALK* 突变的 NSCLC 患者使用 PD-1/PD-L1 抑制剂疗效不佳。2018 年 3 月 12 日发表在 *Lancet oncology* 上的 ATLANTIC 二期临床研究显示,对于 *EGFR/ALK* 突变的部分肺癌患者,三线应用 PD-L1 药物依然有效。结果显示:对于存在 *EGFR* 突变或 *ALK* 重排,对靶向治疗已耐药的晚期 NSCLC 患者,只要 PD-1 表达 ≥ 25%,三线使用 PD-L1 抑制剂度伐利尤单抗治疗的 ORR 为 12.2%,且 1 年生存率为 54.8%。对于不存在 *EGFR* 突变或 *ALK* 重排的晚期 NSCLC 患者,PD-L1 表达 ≥ 25%,PD-L1 抑制剂度伐利尤单抗治疗的 ORR 为 16.4%,1 年生存率为 ≥ 47.7%。PD-L1 ≥ 90%,三线使用 PD-L1 抑制剂度伐利尤单抗治疗的 ORR 为 30.9%,1 年生存率为 50.8%。

(三) 免疫联合化疗的展望

目前晚期 NSCLC 已进入精准治疗时代,如何个体化地选择最佳药物方案是现代医学研究的重中之重,联合治疗方案使得治疗效果的提升成为可能,已经成为一种新的标准治疗方法。免疫治疗联合化疗的相关研究都取得了很大的进展,尤其在提高免疫治疗效果、扩大获益人群、克服耐药方面将发挥重要作用,但联合治疗方案的选择、联合作用的机制及肿瘤学标志物的选择仍需进一步探索。除此之外,联合用药的时机与不良反应的处理将是免疫治疗与标准化疗联合用药时需考虑的问题。最佳联合时机应使两者的相互拮抗作用最小化,协同效应最大化。目前一个可能的针对早期肿瘤的策略是在手术和化疗有效缩小肿瘤体积至微小残留病灶存在时给予免疫治疗,从而使过大的肿瘤体积对抗肿瘤免疫效用的负面影响降至最低,同时又使化疗可调节残余肿瘤细胞的免疫表型。如何寻找免疫治疗与化疗联合最适宜的用药人群、如何更好地平衡协同抗肿瘤效应与不良反应以及化疗的介入时机等,也将成为这一领域未来的挑战。

除了本书论述的化疗联合免疫治疗之外,PD-1/PD-L1 抗体联合 CTLA-4 抗体对 NSCLC 的抗肿瘤作用依然值得探讨。另外,PD-L1 表达是否是预测抗 PD-L1 抗体有效性的理想生物标志物仍存在争议。PD-L1 状态的最优截止值未定义。因此,确定一个特定的生物标志物用于免疫检查点抑制剂联合治疗仍然是一个挑战。

三、免疫抑制剂联合抗血管生成药物治疗现状

目前,免疫检查点抑制剂(ICIs)联合抗血管生成药物成为比较热门的联合治疗模式。两种药物均可通过调节肿瘤微环境(TME)以达到治疗肿瘤的目的。

(一) 抗血管生成

20 世纪 70 年代初,Folkman 教授首次提出"恶性实体瘤生长始终伴随新生血管生成"的观点,自此血管生成成为肿瘤的标志之一。当肿瘤直径超过 2~3mm 时,肿瘤细胞通过产生多种促血管生成因子,包括血管内皮生长因子(VEGF)、血小板衍生生长因子(platelet-derived growth factor,PDGF)、成纤维细胞生长因子(fibroblast growth factor,FGF)等,在机体内已存在的血管上形成结构和功能异常的新生血管,为肿瘤的持续生长提供充足的营养物质和氧气,并诱导肿瘤的血行转移。新生的肿瘤血管杂乱无章,结构紊乱,致使血流灌注不足,血管通透性增加,形成低氧高渗的 TME,进一步促进了肿瘤细胞的增殖,并影响了机体免疫细胞的功能。因此,这些新生血管可成为抑制肿瘤进展的潜在靶点。

在肿瘤血管生成相关通路中,VEGF 信号通路起主导作用。VEGF 与血管内皮生长因子受体(vascular endothelial generated factor receptor,VEGFR)结合,诱导 VEGFR 的羧基末端和磷酸化激酶插入区的自动磷酸化,促进下游信号级联反应,从而引起肿瘤血管舒张、扭曲和通透性改变。VEGFR 包括 VEGFR1、VEGFR2、VEGFR3,其中 VEGFR1 与 VEGF 的亲和力最高,但 VEGF、VEGFR2 信号转导通路在肿瘤血管生成中起主要作用。VEGF 本身也是免疫抑制因子,可以介导免疫逃逸,导致效应 T 细胞无法发挥杀伤肿瘤细胞的功能。同时,缺氧的 TME 抑制树突状细胞(DC)成熟,促进髓源性抑制细胞(MDSC)聚集,诱导肿瘤相关巨噬细胞(TAMs)极化为免疫抑制亚型 M2,并上调调节性 T 细胞(Tregs)表达,进一步加重免疫抑制状态。以上机制均为抗血管生成药物的使用提供了理论基础。由此可见,正常化的肿瘤血管可以改善组织间灌注和氧合、解除免疫抑制状态,增加免疫细胞的浸润,从而正向调节机体免疫。

(二) 免疫检查点抑制剂联合抗血管的作用机制

免疫检查点抑制剂联合抗血管生成药物的作用机制包括 4 个方面。

1. **重塑 TME**　抗血管生成药物降低了 MDSC 和 Tregs 活性,免疫检查点抑制剂可以解除 VEGF 等促血管生成因子的免疫抑制,促使肿瘤血管正常化,将免疫微环境转化为免疫许可模式,重塑了 TME。

2. 抗原识别　抗血管生成药物通过阻断 VEGF 介导的对 DC 成熟的抑制,使得结合肿瘤抗原的 T 细胞更有效地启动和活化。

3. 细胞招募　抗血管生成药物可以降低肿瘤血管的通透性以缓解血管压力,使异常化的肿瘤血管正常化,增加肿瘤内免疫效应细胞的浸润。

4. 免疫功能恢复　免疫药物通过 T 细胞介导的肿瘤细胞杀伤进而恢复抗肿瘤免疫功能。免疫检查点抑制剂和抗血管生成药物通过这些机制相互作用,正常化肿瘤血管,改善血管灌注,并将缺氧的免疫抑制 TME 转化为免疫支持,增强了免疫治疗的疗效。

(三) 免疫检查点抑制剂联合抗血管的临床前研究

多个临床前研究支持免疫检查点抑制剂联合抗血管生成药物能发挥抗肿瘤协同作用。在 B16 黑色素瘤和 CT26 结肠癌的两种小鼠肿瘤模型中,阻断 VEGF 的抗血管治疗联合分泌粒细胞巨噬细胞集落刺激因子(GM-CSF)的肿瘤疫苗能减少 Tregs,增加 CD8$^+$ T 细胞表达,显著提高了小鼠的存活率。贝伐珠单抗(bevacizumab)和 CIK 细胞联合治疗肺腺癌(lung adenocarcinoma)荷瘤小鼠有协同抑制作用。除此之外,在体内 CT26 腺癌模型中,同时阻断 PD-1 和血管内皮生长因子受体 2(VEGFR2)可抑制肿瘤生长,且无明显毒性。鉴于临床前研究显示的良好疗效及不良反应耐受特性,免疫检查点抑制剂和抗血管生成药物联合治疗具有重要的临床应用价值。

(四) 免疫检查点抑制剂联合抗血管的临床应用

自 2017 年 Impower150 研究结果公布以来,该研究的治疗模式一直是晚期 NSCLC 治疗的热点话题。Impower150 研究是一项关于阿替利珠单抗(atezolizumab)联合 bevacizumab 治疗晚期非鳞 NSCLC 的随机、开放的 III 期研究。阿替利珠单抗是一种抗 PD-L1 单克隆抗体,通过阻断 PD-1 与 PD-L1 的结合从而促进免疫活化。Bevacizumab 是美国食品药品监督管理局(FDA)批准的首个用于癌症治疗的抗血管生成药物,它是一种重组人单克隆抗体(monoclonal antibody,mAb),可结合 VEGF-A 并抑制 VEGF-VEGFR 信号转导。作为使用最广泛的抗血管生成药物,bevacizumab 已经被广泛证明可以为晚期 NSCLC 患者带来临床益处。2018 年,美国癌症研究协会(American Association for Cancer Research,AACR)年会公布的 PFS 结果显示:阿替利珠单抗 + bevacizumab + 紫杉醇 / 卡铂(ABCP)组合疗法,在野生型意向治疗(intention to treat-wild type,ITT-WT)患者人群中,中位 PFS 为 8.3 个月,疾病进展风险降低 41%(*HR* 0.59,95% *CI* 0.50~0.70,*P* < 0.000 1)。同年,美国临床肿瘤协会(ASCO)年会公布了 OS 数据,ABCP 组患者的中位 OS 为 19.2 个月,显著优于 bevacizumab + 卡铂 + 紫杉醇(BCP)组的 14.7 个月(*HR* 0.78),2 年生存率高达 43%。基于这项研究,2018 年 12 月 6 日,美国 FDA 批准阿替利珠单抗 + bevacizumab + 紫杉醇 / 卡铂(ABCP)组合疗法作为转移性非鳞 NSCLC 患者的一线治疗。此外,该研究纳入的 ITT 人群中包括 108 例 *EGFR* 突变或 *ALK* 重排一线酪氨酸激酶抑制剂(tyrosine kinase inhibitor,TKI)治疗后进展的患者,亚组生存分析显示,ABCP 组的中位 PFS(9.7 个月)较 BCP 组的中位 PFS(6.1 个月)更长(*HR* 0.59),提示对于 *EGFR*/ALK 突变阳性的晚期 NSCLC 接受表皮生长因子受体酪氨酸激酶抑制剂(epidermal growth factor receptor tyrosine kinase inhibitor,EGFR-TKI)耐药后的患者,该联合方案可能成为一种新的治疗选择。2019 年,ASCO 年会上公布了肝转移亚组疗效分析结果:ABCP 组与 BCP 组患者的中位 PFS 分别为 8.2 个月和 5.4 个月(*HR* 0.41),中位 OS 分别为 13.3 个月和 9.4 个月(*HR* 0.52),证实了对于肝转移患

者,四药联合能明显改善患者的预后。2020年,AACR线上年会报道了Impower150研究的最终OS结果:ITT-WT人群中,ABCP组与BCP组的OS获益与中期分析时保持一致,分别为19.5个月和14.7个月(HR 0.80,95% CI 0.67~0.95,P=0.01)。在$EGFR$敏感突变人群中,ABCP组的中位OS(29.4个月)较BCP组的中位OS(18.1个月)延长了11.3个月(HR 0.6),对比两组的生存曲线,治疗初期就有明显的分离,提示ABCP治疗方案在这部分患者中有明显的获益趋势。在肝转移亚组中,ABCP组的OS延长,ABCP组为13.2个月,BCP组为9.1个月,(HR 0.67)。回顾Impower系列研究,阿替利珠单抗联合化疗均未获得显著的生存获益,提示伴肝转移的NSCLC患者可以优先考虑四药联合。无论亚组患者PD-L1表达状态如何,ABCP治疗均能带来不同程度的OS改善,这也成为目前NCCN指南推荐的一线非鳞NSCLC标准治疗方案。

从Impower150研究开始,ICIs联合抗血管生成药物的临床应用模式越来越受到关注。但是,考虑到四药联合患者的耐受性,以及阿替利珠单抗在中国尚无一线治疗非小细胞肺癌适应证,《中国非小细胞肺癌免疫检查点抑制剂治疗专家共识(2019年版)》指出,实际使用该治疗方案时需要充分评估患者可能的获益及潜在风险,实现个体化治疗。因而,在此基础上探索联合治疗的改良模式,如"去化疗"等,成为新的研究方向。

雷莫芦单抗(ramucirumab)是另一种被批准用于局部晚期或转移性NSCLC的人IgG1 mAb。其与VEGFR2有很高的亲和力,两者特异性结合后能阻止VEGF对VEFGR的活化。2019年,世界肺癌大会(WCLC)公布了ramucirumab联合帕博利珠单抗(pembrolizumab)一线治疗晚期NSCLC的Ⅰ期扩展队列(JVDF)研究:这是一项mAb联合PD-1抑制剂的"去化疗"研究。26例患者中,有16位(61.5%)患者PD-L1表达>50%。研究结果显示,PD-L1≥50%患者临床获益更明显(PFS分别为NR和4.2个月),说明在无化疗的基础上从抗血管mAb联合免疫治疗中获益的患者可能主要还是PD-L1表达高的患者。

与mAb相比,小分子多靶点抗血管药物联合免疫治疗的"去化疗"方案逐渐呈上升趋势,且初步的临床数据显示出更好的疗效。来自同济大学附属上海市肺科医院临床前动物模型显示,小剂量阿帕替尼(apatinib)联合PD-L1可起到1+1>2的协同抗肿瘤效果。基于这项临床前研究的结果,该中心于2019年ASCO年会上报道的Ⅱ期临床研究结果显示,中国开发的抗PD-1免疫抑制剂——卡瑞利珠单抗(SHR-1210)与apatinib联合治疗在二线及以上NSCLC人群中,ORR和疾病控制率(disease control rate,DCR)分别达29.7%和81.3%(Zhou C,et al. 2019)。安罗替尼(anlotinib)是中国自主研发的一种小分子多靶点TKI,能有效抑制VEGFR、血小板衍生生长因子受体(platelet-derived growth factor receptor,PDGFR)、成纤维细胞生长因子受体(fibroblast growth factor receptor,FGFR)及c-kit等靶点,具有抗肿瘤血管生成和抑制肿瘤生长的双重效应,已被批准单药用于晚期NSCLC患者三线治疗。2019年,WCLC大会上报告了由上海胸科医院牵头执行的一项anlotinib联合信迪利单抗的单臂多队列ⅠB期研究:根据目前的小样本数据(22例),ORR(72.7%)已达到主要终点,DCR为100%;安全性方面,≥3级治疗相关不良事件发生率为27.3%,与既往免疫联合方案的不良反应相比都要低;生物标志物方面,与之前JVDF研究中ramucirumab联合帕博利珠单抗在PD-L1表达>50%的患者中获益更多不同,不同PD-L1表达水平的患者均可从安罗替尼联合信迪利单抗的"去化疗"方案中获益。

关于ICIs作为维持治疗,早在2014年,Rizvi等在一线含铂化疗后未进展的晚期

NSCLC 患者中进行了一样研究,评价抗 PD-1 单抗纳武利尤单抗(nivolumab)单药和纳武利尤单抗联合贝伐珠单抗(bevacizumab)作为维持治疗的疗效和安全性。纳武利尤单抗主要阻断 PD-1 与 PD-L1 的结合,促进 T 细胞活化,激活效应 T 细胞浸润肿瘤组织。该项研究中单药组包括了鳞癌和非鳞 NSCLC 患者,而联合用药组仅包括非鳞 NSCLC 患者。结果显示:两组均未达到中位 OS;联合组的中位 PFS 为 37.1 周,而在单药组中鳞癌患者的中位 PFS 为 16 周,非鳞癌患者为 21.4 周;两组的 ORR 相似。因此,免疫治疗联合抗血管作为晚期 NSCLC 患者维持治疗的研究尚无循证医学证据。随着有关 ICIs 研究的不断深入,越来越多免疫联合抗血管生成药物的临床试验逐渐开展。例如,来自日本的 WJOG11218L/APPLE 研究评估了非鳞 NSCLC 人群中阿替利珠单抗(atezolizumab)联合培美曲塞 / 铂类化疗基础上加 bevacizumab 是否能够改善患者生存期。此外,比较仑伐替尼 [针对 VEGFR1-3 的 FGF1-4、PDGFa、c-kit 和转染重排基因(rearranged during transfection,RET)]+ 帕博利珠单抗 + 化疗及帕博利珠单抗 + 化疗一线治疗初治晚期非鳞 NSCLC 的 Ⅲ 期 LEAP-006 研究也在开展中,并于 2020 年 ESMO 会议上报告了初期结果:13 例患者中,9 例达到部分缓解(PR),ORR 高达 69.2%,DCR 为 92.3%。相信会有越来越多相关研究带来更多 ICIs 联合抗血管药物治疗的新数据。

(五)展望

ICIs 联合抗血管生成药物治疗给 NSCLC 患者带来临床获益的同时,未来还有许多问题有待进一步的研究探讨。首先,选择联合治疗效果最佳的 ICIs 和抗血管生成药物是下一步研究的重要方向。第二,最佳给药模式还有待明确。"去化疗"模式是否能达到获益多、不良反应小的效果需要更多研究探讨,特别是在联合治疗中如何确定最合适的剂量、用药顺序和用药时间依然是难点。第三,免疫联合抗血管生成治疗耐药的潜在机制有哪些? PD-1/PD-L1 抑制剂耐药分为原发性耐药和继发性耐药,从发生机制上则分为内源性(肿瘤本身)和外源性(肿瘤微环境)两大类。ICIs 发挥疗效需要肿瘤浸润淋巴细胞(TIL)的参与,而肿瘤异常血管降低了抗肿瘤淋巴细胞(TIL 为主)的数量和功能。同时,肿瘤异常血管生成还会导致免疫抑制的 TME,影响 ICIs 发挥作用的多个步骤。因此,两者联合后发生耐药的机制将更为复杂。第四,疗效相关的生物标志物是选择优势人群和实现精准治疗的前提,但关于 ICIs 在 NSCLC 治疗中疗效相关生物标志物的探索仍处于初始阶段,联合抗血管治疗后的生物标志物也将更为复杂,因此,如何筛选最有效人群是免疫检查点抑制剂联合抗血管治疗的关键问题之一。由此可见,免疫检查点制剂联合抗血管治疗的未来非常有前景,但是联合治疗如何做到"精准"还需要更多大型研究和时间来探索。

四、免疫抑制剂联合放疗现状

放射治疗(简称放疗)在肺癌治疗中占有重要的地位。作为一种局部治疗手段,放疗利用电离辐射杀灭肿瘤细胞,从而达到控制肿瘤的目的。免疫治疗作为肿瘤治疗手段中的"后起之秀",为恶性肿瘤的治疗带来了革命性的突破。近年来,免疫抑制剂联合放疗备受关注。特别在局部晚期不可手术切除的 NSCLC Ⅲ 期治疗领域,著名的 PACIFIC 研究打破了传统的放化疗联合方案疗效的瓶颈,将不可手术局部晚期 NSCLC 的治疗引入了免疫治疗时代。在免疫治疗时代之前,放疗理念的更新以及技术的进步导致对肺癌治疗的探索既有成功也有失败。如今在免疫治疗时代,我们需要对这些成功或失败进行重新的思考和探索,以期实现放疗和免疫治疗的最佳整合。本部分内容将以放疗联合免疫治疗的作用机制为切入点,从放疗技术的选择、靶区范围的缩小、放疗剂量与分割方式三方面,来探讨免疫抑制剂联合放疗的现状与未来。

(一) 放疗联合免疫治疗的作用机制

放疗与免疫治疗之间存在相互增益的抗肿瘤机制。一方面,放疗具有免疫增敏的作用。①放疗能诱发肿瘤原位疫苗效应:放疗可诱导肿瘤细胞 DNA 的损伤与免疫原性细胞死亡,死亡的肿瘤细胞释放肿瘤抗原、细胞因子、高速泳动族蛋白与钙网蛋白等,促进树突状细胞(DC)对肿瘤抗原的摄取并呈递给 T 细胞。活化的 T 细胞能够迁移至照射野内与野外的肿瘤病灶发挥杀伤作用,产生"远端效应"。②放疗能激活 cGAS-STING 通路:肿瘤细胞释放的 DNA 被 DC 摄取后,能被 DC 的环鸟苷酸 - 腺苷酸合成酶(cyclic GMP-AMP synthase,cGAS)识别,激活 cGAS-STING 通路,上调 I 型干扰素的表达,促进 DC 的交叉呈递。③放疗能调节肿瘤微环境:放疗可以提高促炎性细胞因子以及趋化因子(如 CXCL9、CXCL16)的分泌,上调肿瘤细胞黏附因子表达,促进效应 T 细胞向肿瘤组织的迁移与浸润;放疗能够上调肿瘤细胞主要组织相容性复合体 I 类分子(MHC- I)、死亡受体 Fas、NKG2D 配体的表达,促进效应 T 细胞识别与杀伤肿瘤细胞;此外,放疗能上调肿瘤细胞 PD-L1 表达。一项转化性研究发现,接受新辅助同步放化疗的 NSCLC 患者肿瘤组织 PD-L1 表达水平以及 CD8$^+$ T 细胞浸润丰度均明显提高,这为放疗联合抗 PD-1/PD-L1 巩固治疗的协同作用提供了病理学依据。

另一方面,免疫治疗也会为放疗疗效带来积极的影响。放疗的抗肿瘤效应依赖于健全的免疫系统。在荷瘤裸鼠模型中,单次 20Gy 放疗并不能使肿瘤消退,而在免疫功能正常的荷瘤小鼠模型中,单次 20Gy 放疗显著缩小了肿瘤体积并增加了肿瘤微环境 T 细胞的浸润。用 CD8 中和抗体清除小鼠体内的 CD8$^+$T 细胞后,放疗的抗肿瘤效应明显削弱。因而,CD8$^+$T 细胞在放疗的抗肿瘤效应中发挥了重要作用。越来越多的研究表明,免疫抑制剂的使用能够通过激活效应 T 细胞,阻断免疫抑制信号,诱导血管正常化,改善肿瘤乏氧等方式重塑肿瘤微环境,提高了肿瘤组织对放疗的敏感性。

然而,放疗对于免疫治疗而言如同一把双刃剑。放疗联合免疫治疗所带来的毒副作用以及放疗对免疫系统的损伤是免疫治疗时代两个值得关注的问题。放疗联合免疫抑制剂的毒副作用机制可能在于:放疗在照射肿瘤组织的同时,不可避免地会对周围正常组织造成损伤并导致非肿瘤特异性抗原的释放,活化 T 细胞识别抗原并聚集于正常组织,进而产生毒副作用。临床前数据表明,与单独接受放疗或单独接受抗 PD-1 抗体的小鼠相比,接受胸部放疗联合抗 PD-1 抗体的小鼠生存率显著降低,且肺组织与心肌组织中的 T 淋巴细胞浸润明显增多。来自 PACIFIC 研究的数据显示,度伐利尤单抗(durvalumab)组与安慰剂组的 3 级或 4 级不良事件发生率相似。但是总体而言,度伐利尤单抗组的不良事件发生率要高于安慰剂组。此外,值得注意的是,放疗在杀伤肿瘤细胞的同时,也可通过淋巴结以及循环淋巴细胞的照射对免疫系统造成损伤。淋巴细胞在肿瘤免疫治疗中发挥着至关重要的作用,但与此同时,淋巴细胞也是一类对放射线非常敏感的细胞。在肿瘤放疗过程中,40%~70% 患者会发生不同程度的淋巴细胞减少。而放疗过程中淋巴细胞的减少程度与 NSCLC 患者的 OS 密切相关,同时也会影响 NSCLC 患者对免疫抑制剂治疗的响应程度。因而,放疗诱导的淋巴细胞减少在免疫治疗时代是一个值得关注的话题。

（二）免疫治疗时代中的肺癌放疗

以 PACIFIC 研究为代表的系列研究证实，免疫抑制剂联合放疗能够实现"1+1＞2"的效果，从而掀开了肺癌免疫治疗的新篇章。然而，免疫抑制剂联合放疗仍有诸多问题亟待解答。如何更好地保护周围正常组织和免疫系统，在发挥放疗的免疫增敏作用的同时尽量地弱放疗诱导的免疫抑制，是免疫治疗时代值得思考与探索的问题。以下将从放疗技术的选择、靶区范围的缩小、放疗剂量与分割模式三方面来展望免疫治疗时代肺癌放疗的发展方向。

1. 放疗技术的选择

（1）光子放疗：毒副作用的降低是放疗技术发展的永恒主题。在免疫治疗时代之前，光子放疗技术的发展经历了从常规二维放疗到以三维适形放射治疗（3-dimensional conformal radiotherapy，3DCRT）、调强适形放射治疗（intensity-modulated radiation therapy，IMRT）、螺旋断层放射治疗（helical tomotherapy，HT）为代表的精确放疗技术的飞跃。伴随着放疗技术的进步，肺癌放疗实现了肿瘤靶区更好的适形性以及对肿瘤周围正常组织更好的保护。既往研究表明，精确放疗技术的应用明显降低了放疗的毒性反应，并显著提高了患者的总体生存率。一项基于美国国家癌症数据库（National Cancer Data Base，NCDB）的回顾性分析显示，接受三维放疗（包括 3DCRT 与 IMRT）的 Ⅲ 期 NSCLC 患者的 3 年和 5 年 OS 率要显著高于接受二维放疗的 Ⅲ 期 NSCLC 患者（3 年 OS 率分别为 22% 和 19%；5 年 OS 率分别为 14% 和 11%；P＜0.000 1）。在一项纳入 409 例接受同步放化疗的不可手术局部晚期 NSCLC 患者的回顾性研究中，研究者比较了接受 IMRT 和接受 3DCRT 患者的生存情况与 ≥ 3 级放射性肺炎的发生率，发现 IMRT 组有显著的生存获益，且 ≥ 3 级放射性肺炎的发生率也明显降低。值得注意的是，IMRT 组与 3DCRT 组的中位剂量均为 63Gy，因而 IMRT 技术的应用所带来的生存获益可能源于对肿瘤周围正常组织更好的保护以及毒副作用的降低。如今，在免疫治疗时代，精确放疗技术的应用所带来的对正常组织更好的保护以及毒副作用的减少依旧至关重要。

值得一提的是，IMRT 的正常组织低剂量受照体积要大于 3DCRT。与 3DCRT 相比，IMRT 增加了肺组织低剂量受照体积 V5。此外，与固定野调强放疗（fixed-field intensity-modulated radiotherapy）相比，HT 的肺组织高剂量照射区（V20~30）降低，但同时肺低剂量区（V5~10）也明显增加。在免疫治疗时代来临前，大部分临床研究聚焦于肺低剂量区（V5）的增加所带来的放射性肺炎的风险。而一项来自 MD 安德森癌症中心的回顾性研究发现，双肺 V5~10 与放疗过程中淋巴细胞最低值显著相关。放疗期间淋巴细胞的减少会影响患者抗肿瘤免疫应答以及对免疫抑制剂治疗的响应，并且与肺癌患者的预后密切相关。因而，精确放疗技术如 IMRT 和 HT 所带来的低剂量散射问题在免疫治疗时代需要格外关注。

（2）粒子放疗：除了光子放疗，质子重离子放疗发展势头迅猛。质子放疗的一大优势在于其独特的物理学特性。质子能够以极快的速度进入人体，在到达靶病灶之后，能量骤然爆发，使得肿瘤组织外的剂量迅速降为零，形成"布拉格峰（Bragg peak）"。因而，质子治疗能够在杀伤肿瘤组织的同时降低周围正常组织的损伤。剂量学研究表明，与 IMRT 相比，质子放疗能够使重要脏器（如肺和心脏）的照射剂量显著降低，同时肺低剂量区（V5、V10）也明显减少。目前，关于质子放疗在放射物理学以及剂量方面的优势是否能够转化为临床获益尚存在争议。一项基于 NCDB 的回顾性分析显示，与接受光子放疗的 Ⅱ 期和 Ⅲ 期 NSCLC 患者相比,接受质子放疗的Ⅱ期和Ⅲ期 NSCLC 患者有明显的生存获益。但在倾向性评分匹配后,质子治疗组较光子治疗组 OS 并无显著差异。在另一项比较质子放疗与 IMRT 治疗局部晚期 NSCLC 的随机对照临床试验中,与 IMRT 相比较,质子放疗在 ≥ 3 级放射性肺炎的发生率以及局部复发率方面并无显著差异。质子放疗组高剂量照射体积的增大以及目前对质子放疗技术掌握的不足可能与该项研究的阴性结果有关。值得注意的是,该项研究采用的是被动散射(passive scattering)技术,其与另一项质子放疗技术——笔形束扫描技术(pencil beam scanning)相比,在放疗剂量分布与正常组织保护上较为逊色。但是笔形束扫描技术对于放疗过程中因肺部肿瘤呼吸运动引起的组织密度改变十分敏感,因而对于技术平台的要求也更高。

随着质子放疗技术的不断成熟与优化,质子放疗联合免疫抑制剂治疗十分令人期待。一方面,质子放疗的物理学与剂量学优势可以使其更好地保护肿瘤周边组织,尤其是对心脏的保护,使得质子放疗拥有改善患者长期生存的潜力。此外,质子放疗的低剂量受照体积较IMRT 显著降低,因而,质子放疗可能发挥更好的淋巴细胞保护作用,进而改善患者的生存。一项纳入了 480 名同步放化疗食管癌患者的回顾性分析表明,在倾向性评分匹配后,质子放疗组较 IMRT 组 4 级淋巴细胞减少症发生率显著降低(分别为 17.6% 和 40.4%,$P<0.000$)。另一方面,粒子放疗具有免疫调节的功能。临床前研究表明,与光子放疗相比,粒子放疗后肿瘤细胞表面钙网蛋白的表达显著上调。此外,粒子放疗还可以促进 DC 的活化与成熟,解除肿瘤微环境的免疫抑制,从而与免疫治疗形成很好的协同作用。

2. 靶区范围的缩小

(1)选择性淋巴结照射(elective node irradiation,ENI):初衷是为了控制不可见的亚临床病灶而对临床无明确受累淋巴结(包括同侧肺门、双侧纵隔淋巴结引流区甚至锁骨上淋巴结区)进行预防性照射。然而,越来越多的研究对 ENI 提出了挑战,认为 ENI 会使放疗靶区范围增大,进而增加放疗相关毒副作用并且限制肿瘤区治疗剂量的提高。事实上,在免疫治疗时代到来前,诸多临床研究均证实相较于 ENI,局部晚期 NSCLC 只照射累及野(involved-field irradiation,IFI)能显著提高局部控制率与总体生存率,并降低毒副作用的发生率。在一项纳入 200 例接受同步放化疗的不可手术局部晚期 NSCLC 的随机对照临床试验中,研究者比较了以 IFI 和以 ENI 方式进行 3DCRT 在局部控制率、总生存率以及不良反应上的差异。在该项研究中,IFI 组照射剂量为 68~74Gy,ENI 组照射剂量为 60~64Gy。结果显示,IFI 组的 5 年局部控制率和 2 年生存率均显著优于 ENI 组,5 年局部控制率分别为 51% 和 36%($P=0.032$),2 年生存率分别为 39.4% 和 25.6%($P=0.048$),且两组在选择性照射区淋巴结失败(elective nodal failure,ENF)方面分别为 7% 和 4%,无显著性差异($P=0.352$)。此外,IFI 组照射剂量要高于 ENI 组,IFI 组放射性肺炎的发生率要显著低于 ENI 组(分别为 17% 和 29%,$P=0.044$)。然而,关于 IFI 组明显提高的局部控制率与生存率是得益于照射剂量的提高还是放射野的缩小尚存在争议。此外,在另一项 3DCRT 联合诱导化疗治疗局部晚期 NSCLC 的随机对照研究中,IFI 组和 ENI 组均在满足脊髓和肺等危及器官受照剂量限值的条件下给予了尽可能高的剂量。结果显示,与 ENI 组相比较,IFI 组有显著的生存获益,且并未增加ENF。

免疫治疗时代,在选择 IFI 与 ENI 时,除了要考虑局部控制率、总生存率、毒副作用之外,还应该考虑这两种放疗方式对免疫系统的影响。机体抗肿瘤免疫应答涉及肿瘤抗原释放、肿瘤抗原呈递、效应 T 细胞激活、T 细胞归巢于肿瘤组织、肿瘤组织 T 细胞的浸润、T 细胞识别与杀伤肿瘤细胞等诸多环节。此外,由放疗诱导释放的肿瘤新生抗原同样需要 DC 在引流淋巴结将其呈递给 T 细胞。因而,放疗联合免疫抑制剂治疗的抗肿瘤效应依赖于功能完善的免疫系统。既往研究表明,针对正常淋巴结的照射会损伤免疫系统,并诱导淋巴细胞减少症的发生。来自 MD 安德森癌症中心的一项回顾性研究发现,大体肿瘤靶体积 (gross target volume,GTV) 的增加与放疗过程中淋巴细胞最低值显著相关。而放疗过程中淋巴细胞的减少与 NSCLC 患者的预后密切相关,并可能影响 NSCLC 患者对免疫抑制剂治疗的响应程度。临床前数据表明,当放疗联合免疫检查点抑制剂使用时,ENI 与 IFI 相比显著抑制了肿瘤组织免疫细胞的浸润,减少了 T 细胞趋化因子的分泌,并明显降低了小鼠的生存率。因而,来自临床前研究与临床研究的数据均证实,IFI 相较于 ENI 能够在缩小放疗靶区范围以及降低毒性反应的同时不增加 ENF 的风险,并带来更好的局部控制率与生存获益。更重要的是,IFI 能发挥更好的免疫系统保护作用,使之成为免疫治疗时代一个更佳的放疗策略。

(2) 省略临床靶区外扩区域:除了 IFI,靶区勾画时省略临床靶区(clinical target volume,CTV)外扩区域是另一种缩小放疗靶区的方法。传统肺癌靶区勾画的标准操作包括:GTV 的勾画、GTV 外扩形成 CTV、CTV 外扩形成内靶区(internal target volume,ITV)、再外扩形成计划靶区(planning target volume,PTV),并给予根治剂量照射。其中,CTV 指的是包含 GTV 以及显微镜下可见的亚临床病灶的范围。而对于上皮源性恶性肿瘤,控制亚临床病灶所需的放疗剂量要低于控制大体肿瘤所需的剂量。因而,传统靶区勾画的方法可能会使亚临床病灶接受的放疗剂量偏高。既往研究表明,45~50Gy 的照射剂量可以很好地控制上皮源性肿瘤的亚临床病灶。在此基础上,一项来自复旦大学附属肿瘤医院的关于使用局部晚期 NSCLC 调强放疗不扩 CTV 与扩 CTV 的剂量学对比研究表明,不勾画 CTV 能在保证亚临床病灶得到足够剂量照射的同时降低周围正常组织的照射剂量。系列临床研究也证实了不勾画 CTV 在临床实践中的可行性。一项纳入了 105 名接受 IMRT 治疗的Ⅲ期 NSCLC 回顾性研究中,不扩 CTV 组(n=55)和扩 CTV 组(n=50)在局部复发率、远处转移率、无进展生存率以及总生存率上的差异无统计学意义,但不扩 CTV 组的 3~4 级放射性肺炎的发生率显著降低。此外,Kilburn 等人回顾性分析了 110 名不勾画 CTV 的Ⅱ~Ⅲ期 NSCLC 患者的失败模式,在中位随访 12 个月期间,仅 2 例出现 PTV 外 1cm 区域内的复发。值得一提的是,放疗靶区范围的增大不仅会增加放射性肺炎的风险,而且会对免疫系统带来更多的损伤。因此,在免疫治疗时代,省略 CTV 外扩区域拥有更好的保护淋巴细胞的潜力,其与免疫治疗的联合令人十分期待。

3. 放疗剂量与分割方式

(1) 放疗剂量与分割方式的优化:在免疫治疗时代之前,针对不可手术的局部晚期 NSCLC 放疗一直沿用美国肿瘤放射治疗组(Radiation Therapy Oncology Group,RTOG)7301 临床试验所推荐的 60~63Gy,每次 1.8~2Gy 为标准放疗剂量。部分研究者认为,提升放疗剂量或许能够改善患者的预后。然而,来自 RTOG 0617 的试验结果表明,高剂量组(74Gy)的与标准剂量组(60Gy)相比,OS 反而明显降低。除了放疗剂量的调整外,不少临床研究关注于非常规分割放疗能否改善局部晚期 NSCLC 患者预后。一项基于单个病例数据的 Meta 分析表明,与常规分割放疗相比,超分割放疗或者加速放疗能够为非转移性 NSCLC 患者带来显著的生存获益。值得注意的是，在这项 Meta 分析所纳入的所有临床试验中，只有 CHART 试验结果显示连续加速超分割放疗能够显著提高 NSCLC 患者的 OS。在这项临床试验中，患者仅接受放疗并没有联合化疗。而其他Ⅲ期临床试验结果均表明超分割放疗或者加速放疗联合诱导化疗或同步化疗并不能带来显著的生存获益。

如今在免疫治疗时代，最佳的放疗剂量与放疗分割方案还有待进一步探索。一方面，放疗会对淋巴细胞造成损伤。有文献报道，放疗总剂量的增加、一天多次放疗、总疗程时间的延长等均是发生淋巴细胞减少症的危险因素。另一方面，放疗能增强肿瘤细胞免疫原性，调节肿瘤微环境，进而发挥免疫增敏的作用。但不同的放疗剂量与分割方式也会对机体抗肿瘤免疫应答以及肿瘤微环境的重塑产生不同的影响。临床前研究表明，与常规分割放疗相比，大剂量分割放疗在促进肿瘤细胞释放肿瘤抗原以及诱导系统性免疫应答上有明显的优势。但放疗剂量并非越高越好。来自 Vanpouille-Box 团队的研究发现，超过 12~18Gy 的单次照射剂量可以通过激活 DNA 外切酶 Trex1 促进胞质内 DNA 的降解，使死亡肿瘤细胞的免疫原性降低。此外，放疗也会促进抑制性免疫细胞如髓源性抑制细胞（MDSC）、M2 型巨噬细胞、调节性 T 细胞在肿瘤组织的聚集，从而增强肿瘤微环境中免疫抑制性因素。

临床前研究表明，低剂量放疗［2Gy×（1~2）次］能促进肿瘤相关巨噬细胞从 M2 型向 M1 型转化，并增强抗肿瘤免疫应答。在小鼠结肠癌模型中，30Gy 单次照射能使肿瘤组织 $CD8^+$ T 细胞明显增多且 MDSC 减少，进而改善肿瘤微环境中的免疫抑制。而 30Gy 单次照射加常规分割放疗（30Gy + 3Gy×10）组与 30Gy 单次照射组相比，肿瘤组织中 MDSC 数量明显增多。此外，Lan 等发现，与常规分割放疗相比，大剂量分割放疗能够改善肿瘤乏氧，下调血管内皮生长因子（VEGF）表达，并抑制 MDSC 在肿瘤组织的聚集。鉴于不同剂量与分割方式对免疫微环境重塑所产生的不同影响，免疫治疗时代最佳放疗剂量与分割模式的选择任重道远。目前，一些关于免疫抑制剂联合非常规分割放疗的临床试验（NCT04081688、NCT03801902、NCT03589547、NCT03237377）也在如火如荼进行中。

（2）个体化放疗剂量：精准医学概念的出现为肺癌治疗带来了革命性的突破并推动了靶向治疗的发展。然而对于肺癌放疗而言，尽管文献报道相同病理类型与分期但遗传背景不同的患者在放疗敏感性和放疗相关毒副作用上存在高度异质性，目前肺癌放疗剂量的选择仍未实现个体化。越来越多的研究表明，依据个体肿瘤的放疗敏感性来选择相应的放疗剂量拥有广阔的前景。据文献报道，诸多 DNA 修复相关基因（如 *p53*、*ATM*、*BRCA1*、*BRCA2*、*ERCC1*、*XRCC3*、*Rad51*）以及原癌基因（如 *EGFR* 和 *ALK*）的突变或者单核苷酸多态性都与肺癌的放疗敏感性相关。随着对放疗敏感性背后机制以及相关生物标志物的不断挖掘，一些用于预测肿瘤放疗敏感性的基因表达分类器（gene-expression classifiers）也应运而生。2017 年，*Lancet Oncology* 发表了一项用基因组学模型预测放疗敏感性的研究。在这项研究中，基于基因组的放疗剂量调整模型（genome-based model for adjusting radiotherapy dose，GARD）能够用于指导与个体肿瘤放疗敏感性相匹配的放疗剂量的选择。研究人员进一步用 5 个不同临床机构的数据对 GARD 模型进行了验证，发现 GARD 能够准确预测肺癌、乳腺癌、胰腺癌、胶质母细胞瘤等实体肿瘤的放疗疗效。GARD 模型的出现为精准肿瘤放疗提供了一个安全可行的方法，然而由于缺乏在随机对照试验中的验证，GARD 模型并未在临床实践中推广。此外，越来越多的研究发现基因多态性也与放疗相关毒副作用有关。基于个体的遗传背景选择个体化放疗剂量以减少放疗毒性反应也是未来肿瘤精准放疗的发展方向。

在免疫治疗时代,个体化放疗剂量的选择还应考虑到不同患者在免疫状态以及肿瘤微环境上的差异。一方面,个体的免疫功能以及肿瘤免疫微环境都能对放疗诱导的抗肿瘤免疫应答强度与持续性产生影响。另一方面,放疗联合免疫抑制剂治疗时放疗的最佳剂量仍有很大的争议。未来我们可能需要从遗传学与分子生物学的角度出发,结合个体肿瘤细胞的生物学特性以及免疫功能状态,选择更加精准的个体化放疗剂量。因而,在免疫治疗时代,肺癌放疗剂量的选择还有很大的进步空间与个性化空间。

(三)总结

对于肺癌放疗而言,免疫治疗时代是一个机遇与挑战并存的时代。如何实现对周边正常组织以及淋巴细胞更好的保护,在免疫治疗时代值得进一步探索。以 3DCRT 以及 IMRT 技术为代表的精准放疗技术能够实现肿瘤靶区更好的适形性并减少放疗相关毒副作用。但同时 IMRT 所带来的低剂量散射问题需要关注。粒子放疗在放射物理学以及剂量学上的优势能使其更好地保护正常组织与淋巴细胞,随着粒子放疗技术的不断成熟与优化,免疫抑制剂联合质子放疗十分令人期待。放疗靶区的缩小如 IFI 以及 CTV 省略能够在降低周围正常组织损伤的同时不增加局部复发与远处转移的风险。更重要的是,靶区的缩小有更好的保护淋巴细胞的潜力,进而与免疫治疗发挥更好的协同作用。同时,免疫抑制剂联合放疗仍有很多问题亟待解答,如在最佳肺癌放疗剂量的选择上还有很大提升空间和个体化发展空间。随着对放疗与免疫抑制剂之间相互作用更深入的了解以及越来越多研究的展开,免疫治疗联合放疗将会为肺癌患者带来更多的希望。

五、肺癌围手术期免疫治疗现状

围手术期治疗是Ⅰ～Ⅲ期 NSCLC 治疗的重要手段。现行的主要方法是相关指南推荐的辅助化疗和与之疗效近似的新辅助化疗。但现有方法的获益事实上非常有限。接受辅助/新辅助化疗的患者 5 年生存率改善仅为 5%,更长时间的随访甚至显示,辅助化疗患者 5~7 年的生存率反而低于未化疗者。相对有限的获益、治疗本身的风险以及更差的远期生存,为围手术期治疗带来了挑战,也同时推动了治疗方案的创新研究。在过去的 3 年间,随着免疫检查点抑制剂(ICIs)在晚期肺癌治疗中的疗效被不断证实,探索其在早期肺癌围手术期的应用成为了新兴的研究热点。本部分将主要阐述围手术期免疫治疗的理论基础和临床研究结果,并据此尝试预测其应用前景。

(一)理论基础

1. 早期肺癌的免疫微环境　免疫系统与肿瘤的对抗在肺癌早期就已经开始,这为免疫治疗在围手术期的应用提供了先决条件。早期 NSCLC 中存在大量 HLA 抗原杂合性丢失,新抗原区域启动子甲基化等修饰,间接表现了肺癌早期免疫微环境的强大选择压力。Mascaux 等人在对正常肺组织、非典型增生、原位鳞癌和浸润性鳞癌共 77 例临床样本的分析中发现,巨噬细胞、中性粒细胞和树突状细胞(DC)在非典型增生组织中就已明显增加,并随着恶性程度的增加逐步扩增,同时伴随肿瘤细胞 PD-L1 表达的进行性升高。该结果提示,天然和获得性免疫系统的激活以及肿瘤免疫逃逸的发生可能起始于肿瘤浸润前的极早期阶段。Lavin 等人对 32 例Ⅰ期浸润性腺癌和配对正常组织进行的单细胞测序显示,肿瘤组织中 Tregs 扩增,效应 T 细胞/Tregs 比例下降,NK 细胞和 DC 减少,提示早期浸润性腺癌中的免疫微环境已呈现抑制状态。而稍早时 Müller 等对肺癌原发灶和转移灶的分析显示,二者免疫微环境存在明显差异,转移灶中浸润 CD8$^+$ 淋巴细胞数量、CD8$^+$/CD4$^+$ 细胞比值均显著少于原发灶,提示转移病灶能够更有效地抑制免疫系统。由此可见,免疫系统对肿瘤的攻击始于肺癌发生的极早期阶段,但却随着肿瘤的进展逐渐失败。鉴于免疫治疗对于晚期肿瘤尚能产生显著的疗效,我们有理由推测,免疫治疗在早期肺癌的围手术期可能能够发挥更大的作用。

2. 围手术期的免疫微环境 围手术期治疗可根据治疗的先后顺序分为术前新辅助治疗和术后辅助治疗。其中辅助化疗已被写入指南,可以通过杀死术后残余的微小病灶改善预后。而在免疫治疗时代,辅助治疗与手术之间的关系变得更为密切。手术切除可导致免疫系统处于抑制状态,具体表现为 IL-2、IL-12、IFN-γ 等细胞因子下降,VEGF 等生长因子增加,Tregs、MDSC、M2 型巨噬细胞等免疫抑制细胞扩增,T 细胞增殖下降和 NK 细胞的杀伤减弱等。但与此同时,施加于微小转移灶的免疫选择压力也随之减轻,不利于肿瘤的根治。此时使用 ICIs 治疗很可能使免疫系统尽快脱离抑制状态,及早恢复其对肿瘤的杀伤作用。

相比辅助治疗,新辅助免疫治疗的理论依据似乎更为完备。术前患者肿瘤中的大量新抗原使得 PD-1/PD-L1 抑制剂可以激活抗肿瘤免疫从而更有效地建立早期的免疫记忆。Forde 的研究显示,在经过纳武利尤单抗(nivolumab)治疗后的 2~4 周内,治疗前无法检测到的肿瘤新抗原特异性 T 细胞克隆在完全病理学缓解患者的外周血中迅速扩增。一项三阴乳腺癌的小鼠模型研究显示,和辅助治疗采用相同药物相比,新辅助治疗采用抗 PD-1/CD137 抗体可以在血液和器官内产生更多肿瘤相关的 CD8$^+$ T 细胞,并且生存时间更长。与辅助治疗相比,抗 PD-1/CD137 新辅助治疗可使患者外周血中的肿瘤特异性 CD8$^+$ T 细胞更为显著、持续性地增多(1.1% 对比 6%,P=0.026 3),即使肿瘤已经移除,这一现象依然可持久存在。从其他瘤种的证据来看,两项 ⅠB/ Ⅱ 期研究分别证明 ICIs 用于新辅助相比辅助更能够使黑色素瘤和神经胶质瘤总生存获益。由此可见,对于可手术的 NSCLC 患者而言,术前新辅助治疗可能是围手术期 ICIs 使用的最佳时机,能够带来最大的生存获益。

对于接受新辅助免疫治疗的早期肺癌患者而言,手术同样不可或缺。在三阴乳腺癌的小鼠模型研究中,仅接受 ICIs 治疗不切除肿瘤的模型均无长期生存,提示切除病灶在 ICIs 治疗后的潜在重要价值。CheckMate-159 研究中,ICIs 治疗后的外周血特异性 T 细胞克隆丰度在开始治疗后 2 周达峰,随后进行性下降;对Ⅳ期黑色素瘤接受连续的帕博利珠单抗(pembrolizumab)治疗后,仅能产生特异性 T 细胞单峰激活。此外,随着抗原与激活 T 细胞的持续接触,已激活的 T 细胞将逐渐进入耗竭状态。这些观察均表明,在新辅助治疗后的一定时间窗口内切除肿瘤病灶,可能能够获得更好的治疗效果。

(二)临床研究设计

在有力的理论基础支持下,大量临床研究应运而生。目前共有 9 项Ⅲ期围手术期免疫治疗的研究(表 2-1),其中包括 5 项新辅助治疗及 4 项单纯辅助治疗的研究。需要指出的是,所有以生存为主要终点的新辅助研究均规定试验组在术后接受 ICIs 辅助治疗,仅有以主要病理学缓解(major pathological response,MPR)为主要终点的 CheckMate-816 未规定辅助治疗的方案。可见,这些研究设计颇具想法,想要回答的问题并不是"免疫治疗究竟应用于术前还是术后",而是"术前是否可以不使用免疫治疗"。从入组分期看,新辅助治疗 + 辅助治疗的研究均未入组ⅠB 期,而单纯辅助治疗的研究则全部选择ⅠB~ⅢA 期,这也揭示了研究所期望的未来肺癌治疗的模式,即ⅠB 期手术 + 辅助 ICIs,ⅡA~Ⅲ期新辅助 ICIs 联合化疗 + 手术 + 辅助 ICIs。

表 2-1　围手术期免疫检查点抑制剂Ⅲ期临床研究汇总

研究	注册号	研究设计	样本量	入组分期	主要终点	次要终点
Impower-030	NCT03456063	Ⅲ期,随机,双盲	374	Ⅱ~ⅢA期和部分ⅢB期	MPR	EFS、OS、DFS、ORR、cPR、AEs 等
CheckMate-816	NCT02998528	Ⅲ期,随机,开放性	350	ⅠB(T>4cm)~ⅢA期	EFS、pCR	OS、MPR、TTDM
KEYNOTE-671	NCT03425643	Ⅲ期,随机,双盲	786	ⅡB、ⅢA期	EFS、OS	MPR、cPR、AEs 等
CheckMate-77T	NCT04025879	Ⅲ期,随机,双盲	452	ⅡA~部分ⅢB期(T3N2)	EFS	OS、cPR、MPR、AEs 等
AEGEAN	NCT03800134	Ⅲ期,随机,双盲	800	ⅡA~部分ⅢB期(N2)	MPR、EFS	OS、pCR、DFS 等
PEARLS	NCT02504372	Ⅲ期,随机,双盲	1 080	ⅠB(>4cm)、Ⅱ、ⅢA	DFS	OS、LCSS 等
BR-31	NCT02273375	Ⅲ期,随机,双盲	1 360	ⅠB(>4cm)、Ⅱ、ⅢA	DFS	OS、LCSS 等
ANVIL	NCT02595944	Ⅲ期,随机,开放性	903	ⅠB(>4cm)、Ⅱ、ⅢA	DFS、OS	AEs 等
Impower-010	NCT02486718	Ⅲ期,随机,开放性	1 280	ⅠB(>4cm)、Ⅱ、ⅢA	DFS	OS、AEs 等

DFS:无病生存期(disease-free survival);LCSS:肺癌症状量表(Lung Cancer Symptom Scale)。

　　与Ⅲ期研究不同,Ⅱ期研究几乎被新辅助治疗独占,而由于其主要终点大多为替代终点,新辅助治疗 + 辅助治疗的设计也不及Ⅲ期研究中普遍。8 项已在会议或期刊发表结果的Ⅱ期研究中(表 2-2),7 项为新辅助 ICIs 治疗(其中 4 项为新辅助治疗 + 辅助治疗),仅有1 项为单纯辅助 ICIs 治疗(新辅助同步放化疗 + 手术 ± 辅助 ICIs)。对辅助 ICIs 治疗研究兴趣的相对缺失,一方面由于辅助治疗只能以生存为终点,研究周期较长,耗资较大,难以实施;另一方面 ICIs 在巩固治疗和晚期一线治疗中的地位已经确立,因此患者病程中交叉接受 ICIs 治疗的可能性很大,使得总生存方面的潜在优势难以体现。

　　由于目前的研究结果有限,本部分将主要对新辅助 ± 辅助免疫治疗的数据进行讨论,为方便表述,后文将其简称为新辅助免疫治疗。

(三) 新辅助免疫治疗

　　新辅助免疫治疗的首个开创性研究 CheckMate-159 于 2018 年在 *New England Journal of Medicine* 上发表。21 例未经治疗的、可切除的、Ⅰ~ⅢA 期 NSCLC 患者进入该研究,并接受了 2 个周期的术前纳武利尤单抗新辅助治疗(3mg/kg,q2w)。研究的主要终点为药物治疗的安全性和手术的可行性。结果显示,患者对纳武利尤单抗治疗耐受性良好,仅 1 例患者出现 3 级不良反应,20/21 例患者进行了根治性手术治疗,无免疫治疗引起的手术延迟。疗效方面,9/20(45%)例根治性切除的患者达到了主要病理学缓解(MPR),是既往新辅助化疗MPR 的 2 倍(22%),18 个月的无复发生存率高达 73%。紧随其后,一系列Ⅱ期新辅助 ICIs研究陆续在会议或期刊发表(表 2-2),引起了学界的密切关注。

表 2-2 新辅助免疫治疗临床研究汇总

研究项目	治疗	分期	入组	分组	新辅助治疗	周期数	辅助治疗	样本量	主要终点	来源	注册号
LCMC3	新+辅	II	ⅠB~ⅢA	-	Atezo(1 200mg)	2	Atezo(12个月)	101	MPR	WCLC 2019	NCT02927301
CM159	新	II	Ⅰ~ⅢA	-	Nivo(3mg/kg)	2	-	22	Safety	NEJM	NCT02259621
NADIM	新+辅	II	ⅢA~N2	-	Nivo(360mg)+C	3	Nivo(12个月)	46	2年PFS	WCLC 2019	NCT03838159
NEOSTAR	新	II	Ⅰ~ⅢA	A	Nivo(3mg/kg)	3	-	23	MPR	WCLC 2019	NCT03158129
	新			B	Nivo(3mg/kg)+Ipi(1mg/kg)	3(Ipi 1周期)	-	21	MPR		
Shu etc.	新	II	ⅠB~ⅢA	-	Atezo(1 200mg)+C	2	-	30	MPR	Lanc Oncol	NCT02716038
Gao etc.	新+辅	II	ⅠB~ⅢA	-	sintilimab	2	sintilimab±C	40	Safety	JTO	ChiCTR-OIC-17013726
TOP1201	新+辅	II	Ⅱ~ⅢA	-	Ipi(10mg/kg)+C	1(TC/TP)+2(Ipi+C)	Ipi(30周)	24	Circulating T cells	ATS	NCT01820754
Park etc.	辅	II	ⅢA~N2	-	Pembro	48	-	37	DFS	WCLC 2019	NCT03053856

Atezo：阿替利珠单抗(atezolizumab)；Nivo：纳武利尤单抗(nivolumab)；C：含铂双药化疗；Ipi：伊匹木单抗(ipilimumab)；sintilimab：信迪利单抗；Pembro：帕博利珠单抗(pembrolizumab)。

1. **安全性** 新辅助免疫治疗的总体安全性良好,药物毒性较为温和。与新辅助放化疗相比,新辅助 ICIs 非免疫相关的 3~5 级治疗相关不良反应(treatment-related adverse events,TRAEs)虽种类更多,但发生率更低,这一趋势与我们在系统性治疗中所见一致。主要药物毒性来自化疗相关的骨髓抑制、肝功能损伤、消化系统症状与肺部感染。值得注意的是,使用阿替利珠单抗(atezolizumab)联合化疗的 NCT-02716038 研究中高达 71.4% 的患者出现了 3~5 级粒细胞减少,这与其所对应系统性治疗的 Impower-130 研究中较高的粒细胞毒性结果一致,并非偶然出现。但该不良反应在其他研究中发生率极低,提示阿替利珠单抗可能促进了化疗对造血系统的抑制作用,联合用药时应格外谨慎。在免疫相关不良反应(immune-related adverse events,irAEs)中,新辅助 ICIs 主要表现为输液反应和肺部炎症,而系统性治疗中则更多出现器官受损表现(如肺炎、胰腺炎、垂体炎、糖尿病等),这可能与新辅助治疗疗程较短有关。通常持续 3 个月以内(2~4 周期)的新辅助治疗相比 2 年的系统性治疗可能减少了自身免疫反应对器官的损伤,而这一优点对于维持围手术期患者一般状态稳定至关重要。

在对手术的影响上,新辅助 ICIs 所致的手术取消或推迟较为少见,尽管手术难度相对较大,但围手术期并发症无明显增加。综合现有数据,TRAE 所致的手术取消或推迟占比通常为 2%~4%,但在 NEOSTAR Arm B 中采用纳武利尤单抗 + 伊匹木单抗(ipilimumab)双 ICIs 联合治疗时有 2 例患者(10%)分别由于免疫相关结肠炎和肺部炎症导致手术推迟或取消(表 2-3)。这也与 CheckMate-012 和 CheckMate-227 研究中纳武利尤单抗 + 伊匹木单抗方案较高的 irAE 发生率相对应,提示双 ICIs 联合治疗在术前应用时也需格外谨慎。NEOSTAR 研究对新辅助 ICIs 后手术的难度进行了量化评价,认为约 40% 的患者手术难度较常规手术有所增加(难度评分 ≥ 3 分)。TOP-1201 研究的后续分析和 NEOSTAR 研究也提供了围手术期并发症的相关数据(表 2-4、表 2-5),提示围手术期死亡和主要并发症方面,新辅助 ICIs 与化疗无明显差别。综上所述,新辅助 ICIs 在药物安全性和手术安全性方面均表现良好。

表 2-3 新辅助 ICIs 手术安全性

研究	药物	未手术	未手术原因	推迟手术 /d	推迟手术原因
LCMC-3	Atezo	18/101	肿瘤侵犯、进展或手术高危(n=3) 患者出组(n=4) 术中发现不可切除(n=7)	10	并发症(n=3) 时间安排(n=3) 患者拒绝(n=2) 甲状腺功能减退 * 肺部炎症 *
NEOSTAR A	Nivo	2/23	低氧血症 / 大量胸腔积液 * 疾病进展(先化疗,后手术)	3	并发症(n=2) 外伤(n=1)
NEOSTAR B	Nivo+Ipi	5/21	手术高危或疾病进展(n=3) 患者拒绝手术 结肠炎(先化疗,后手术)*	5	外伤(n=1) 时间安排(n=1) 并发症(n=2) 肺部炎症 SAE2*

续表

研究	药物	未手术	未手术原因	推迟 手术 /d	推迟手术原因
CM-159	Nivo	2/22	无法切除 病理为小细胞肺癌	未描述	未描述
Shu etc.	Atezo+C	3/14	术中发现无法切除	未描述	未描述
Gao etc.	sintilimab	3/40	疾病进展	未描述	未描述
NADIM	Nivo+C	5/46	未描述	未描述	未描述
TOP-1201	Ipi+C	11/24	再分期 N2 阳性($n=3$) 手术高危或疾病进展($n=3$) 术前并发症*	未描述	未描述

*：治疗相关不良事件。

表 2-4　新辅助化疗对比免疫检查点抑制剂的围手术期指标(1)

观察指标	化疗($n=42$)	化疗 + 伊匹木单抗($n=13$)
30d 死亡(n,%)	0(0)	0(0)
90d 死亡(n,%)	1(2)	0(0)
住院天数 /d	5(4~7)	5(4~6)
引流天数 /d	3(2~4)	3(2~5)
总体并发症(n,%)		
术后出血需要输血	3(7)	0(0)
非术后出血的围手术期输血	0(0)	2(15)
术后出血需要二次手术	2(5)	0(0)
肺炎	3(7)	0(0)
房颤	6(14)	1(8)
肺漏气	4(10)	2(15)
呼吸衰竭	2(5)	0(0)
泌尿系感染	1(2)	2(15)
声带麻痹	2(5)	1(8)
血栓事件	0(0)	1(8)

表 2-5　新辅助化疗对比免疫检查点抑制剂的围手术期指标(2)

观察项目	治疗组 A (纳武利尤单抗)(n,%)	治疗组 B (纳武利尤单抗 + 伊匹木单抗)(n,%)	总和(n,%)
样本量	21	16	37
术后漏气时间延长	5(24%)	3(19%)	8(22%)
局限性肺炎	1(5%)	1(6%)	2(5%)
肺部感染	1(5%)	1(6%)	2(5%)
脓胸	1(5%)	0	1(3%)
支气管胸膜瘘 /ARDS/ 死亡	1(5%)	0	1(3%)
房颤	4(19%)	0	4(11%)
腹泻	1(5%)	0	1(3%)
肠梗阻	1(5%)	0	1(3%)
短暂性脑缺血发作	0	1(6%)	1(3%)

　　2. 有效性——总生存与无复发生存　2019 年,LCMC3、NADIM 和 CheckMate-159 公布了初步的生存结果,新辅助 ICIs 的 1 年无复发生存(recurrence-free survival,RFS)和 OS 明显优于新辅助放化疗(表 2-6)。在有限的Ⅲ期肺癌数据中,LCMC3(Ⅲ期亚组)和 NADIM 的 1 年 RFS 分别为 87% 和 96%,而新辅助放化疗仅为 43%~70%,辅助 ICIs 也仅为 66%。NADIM 研究中的 1 年生存率高达 98%,而新辅助放化疗仅为 66%~80%。为进一步减少新辅助 ICIs 研究中 N2 病例比例偏少(NADIM 中 74%,LCMC3 中未公布)带来的偏倚,我们采用 IASLC 第 7 版分期的数据进行对比。根据分期数据,Ⅲ期肺癌的 1 年生存率为 60%~80%(图 2-1A、B),新辅助放化疗数据与之相近,而 NADIM 研究的 1 年 OS 接近ⅠA 期表现,18 个月的 OS 数据仍能与ⅠB 期相持平,LCMC3 研究的Ⅲ期亚组 1 年 OS 也接近ⅡA 期水平。在 RFS 方面,以回顾性数据作为基线,新辅助放化疗的 1 年 RFS 差于第 7 版分期中的ⅢA 期数据,而新辅助 ICIs 的 1 年 RFS 则接近ⅠB~ⅡB 期的数据,18 个月 RFS 也接近Ⅱ期结果(图 2-1C、D)。新辅助 ICIs 优异的生存数据似乎颠覆了传统对Ⅲ期肺癌生存的认知,但需要指出的是:①现有的新辅助 ICIs 结果均来源于Ⅱ期研究;②除 NADIM 研究外,生存均非主要研究终点;③Ⅲ期肺癌的异质性较大,仍需更多细节数据进一步分析。因此,对新辅助 ICIs 可能带来的生存优势仍需谨慎解读。

表 2-6　围手术期 ICIs 与新辅助放化疗生存数据汇总

治疗	研究	入组分期	N2 占比	Ⅲ期 占比	12m RFS	18m RFS	12m OS	18m OS	mRFS	mOS
新辅助 ICIs	LCMC-3	ⅠB~ⅢB	NS	46%	89%					
	LCMC-3	ⅢA~ⅢB	NS	100%	87%					
	CM-159	ⅠB~ⅢA	14%	33%	83%	73%				
	NADIM	ⅢA	73.5%	100%	96%	81%	98%	91%		
	Shu etc.	ⅠB~ⅢA	63%	77%	75%		95%			
	TOP-1201	ⅠB~ⅢA	46%	69%						29.2m

续表

治疗	研究	入组分期	N2占比	Ⅲ期占比	12mRFS	18mRFS	12mOS	18mOS	mRFS	mOS
辅助ICIs	Park etc.	N2	100%	100%	66.1%					
新辅助C±R	INT-0139	N2	100%	100%					12.8m	23.6m
	EORTC	N2	100%	100%	43%		66%		9m	16.4m
	SAKK	N2	100%	100%	50%		80%		12.8m	26.2m
	ESPATUE	N2	100%	100%	70%		78%			

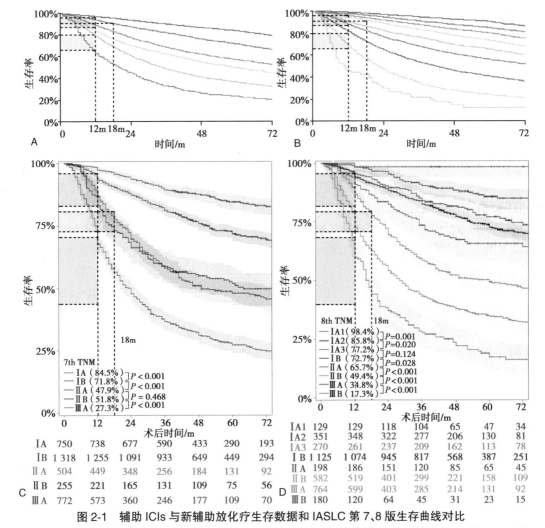

图 2-1　辅助 ICIs 与新辅助放化疗生存数据和 IASLC 第 7、8 版生存曲线对比

A. Ⅲ期肺癌新辅助 ICIs 的 12 个月 OS 接近 IASLC 第 7 版分期的 ⅠA~ⅡB 期,18 个月 OS 接近 ⅠB 期, 新辅助放化疗与Ⅲ A~Ⅲ B 期结果接近;B. Ⅲ期肺癌新辅助 ICIs 的 12 个月 OS 接近 IASLC 第 8 版分期的 ⅠA3~ⅡB 期,18 个月 OS 接近 ⅠB 期,新辅助放化疗与ⅡB~Ⅲ B 期结果接近;C. Ⅲ期肺癌新辅助 ICIs 的 12 个月 RFS 接近回顾性分期验证研究中第 7 版分期的 ⅠA~ⅡB 期,18 个月 RFS 接近Ⅱ期,新辅助放化疗差于ⅢA 期数据;D. Ⅲ期肺癌新辅助 ICIs 的 12 个月 RFS 接近回顾性分期验证研究第 8 版分期的 ⅠA3~ⅢA 期,18 个月 OS 接近ⅡB~ⅢA 期,新辅助放化疗差于ⅢA 期数据。

3. **有效性——替代终点 MPR**　肺癌研究中常见的替代终点包括主要病理学缓解（MPR），完全病理学缓解（pathological complete response，pCR）和 ORR，其中 pCR 在化疗中的比例极低，ORR 由于假性进展的问题并非免疫治疗的最佳选择，因此 MPR 是目前最主要的替代终点，为 LCMC3、NEOSTAR 与 NCT-02716038 所采用。MPR 的概念最早在 2001 年由德国病理学家 Junker 提出。随后，Pataer 等认为残余肿瘤细胞与新辅助化疗后的死亡风险呈正相关，而与单纯手术的死亡风险无关。随访报告也显示相关病理反应程度与 OS、DFS 显著相关，且残留肿瘤少于 10% 的患者生存明显优于其他组。后续 Betticher 等和 Chaft 等的研究指出，NSCLC 患者接受以铂类为基础的化疗的 MPR 为 22%~27%，明显高于 pCR 的比例，MPR 具有作为替代终点的潜力。基于上述研究，2014 年由 Hellmann 发表了专家共识，基于新辅助化疗数据正式提出将 MPR 作为肿瘤生存的替代终点，并被新辅助 ICIs 研究所沿用。

现有结果显示，ICIs 联合化疗的方案可获得最佳的 MPR，其中阿替利珠单抗（atezolizumab）联合化疗的 MPR 达到 50%，NADIM 研究的 MPR 更是高达 85%，近 4 倍于新辅助化疗。然而，尽管使用纳武利尤单抗（nivolumab）单药的 CheckMate-159 研究的 MPR 率达到 45%，但不联合化疗的 ICIs 方案却并没有持续带来足够惊艳的数据：同为纳武利尤单抗单药的 NEOSTAR Arm A 仅获得 17% 的 MPR，LCMC3 的 MPR 亦仅为 19%，纳武利尤单抗联合伊匹木单抗（ipilimumab）的 NEOSTAR Arm B MPR 稍高（33%），信迪利单抗（sintilimab）的 MPR 为 40%，均与新辅助化疗报道中 22%~27% 的 MPR 相接近。在其他替代终点中，除 NADIM 研究一枝独秀，pCR 高达 71%，ORR 也高达 78% 以外，其他新辅助 ICIs 与放化疗相比，pCR 基本处于同一水平，而 ORR 则反而低于放化疗。随着研究数量和病例数的积累，新辅助 ICIs 在替代终点中相对新辅助放化疗的优势逐渐减弱，这与其在生存数据中呈现的绝对优势稍有不同。

为进一步探索生存与 MPR 之间的关系，不妨把 1 年 RFS 的数据与 MPR、pCR 和 ORR 进行相关性分析（图 2-2）。新辅助 ICIs 研究的 MPR、pCR 和 ORR 具有相似的变化趋势，且与 RFS 间均无明显相关性（图 2-2A）。但若排除分期的影响，III 期肺癌中 pCR 与 RFS 的相关性非常显著，且与治疗方案无关（图 2-2B），而 pCR 与 MPR 亦存在良好的相关性（图 2-2C）。这似乎提示，现阶段 MPR 与生存相关性较差是偶然现象，随着更多数据发表，其相关性会更加显著。当然，这些推测均以 II 期研究的数据为基础，目前仍然没有前瞻性的 III 期随机对照临床研究提供强有力的证据证实 MPR 与长期生存以及复发率之间的相关性。

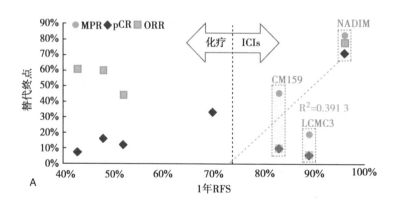

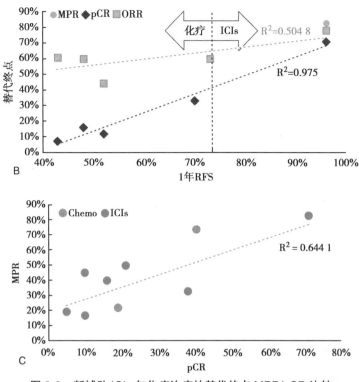

图 2-2　新辅助 ICIs 与化疗治疗的替代终点 MPR/pCR 比较

　　此外,MPR 的计算方法目前尚未统一,也可能影响 MPR 作为替代终点的稳定性。研究发现,经过免疫检查点抑制剂治疗达到 MPR 的患者瘤床(充满坏死和纤维化)出现退缩,并充满了肿瘤浸润的淋巴细胞、完整的淋巴结结构、大量肿瘤坏死细胞(胆固醇结晶)以及新生血管和增生纤维化。同化疗后的瘤床相比,ICIs 治疗在病理学上体现了独特的作用机制,即激活和调动大量淋巴细胞杀伤肿瘤的作用。因此,样本的取材和处理的方法学对目前的临床研究以及后续临床应用都变得非常重要。目前临床研究多数采用的是由 Pataer 提出、Hellmann 改良的方法进行术后残余肿瘤细胞的评估。同时,Cottrell 等提出,为了增加临床研究和临床应用的可重复性,提出全新的病理评分体系,即免疫相关残余肿瘤细胞(immune-related residual viable tumor,irRVT)% = 残余肿瘤细胞(residual viable tumor,RVT)/ 总肿瘤瘤床(其中,总肿瘤瘤床 = 退缩瘤床 + 残余肿瘤细胞 + 坏死)。将退缩瘤床计入总瘤床内,是免疫新辅助治疗评估的重要特征之一。因而,对瘤床大小的评估,样本取材过程中对瘤床和正常肺组织边界的界定,对于无法取材的坏死病灶残余肿瘤细胞的评估,以及对多个原发肿块的病理评估等一系列临床研究和应用中可能遇到的问题都需要进一步地规范化。

　　4. 获益人群　如同晚期肺癌一样,虽然新辅助 ICIs 在 NSCLC 围手术期治疗中的疗效令人欣喜,但目前仍然没有找到令人满意的生物标志物用以筛选最佳获益人群。在 CheckMate-159 中,45% 达到 MPR 的患者疗效与 PD-L1 没有相关性,但与没有 MPR 的患者相比,达到 MPR 的患者有更高的 TMB(P=0.01)。信迪利单抗(sintilimab)的研究也显示 PD-L1 表达与 MPR 间不存在相关性,但 SUV_{max} 的变化与 MPR 显著相关。在 LCMC-3 研究中,和未达到 MPR 的患者相比,MPR 的患者外周血中有更低的 M-MDSCs、Th2 细胞和 Th17 细胞相关的 DC 亚群(*P*=0.043)。Anagnostou 等的研究显示,分子层面的应答(molecular responses)可能预测免疫检查点抑制剂治疗患者的病理学应答:所有达到完全或部分病理学缓解的患者,均呈现出外周循环中肿瘤特异性突变被清除的分子反应特征;与之相反,无病理学缓解的患者在手术切除时则呈现出突变负荷仅轻微减少甚至增加的分子耐药特征。以上数据同样均为Ⅱ期小样本数据。尽管目前新辅助治疗的获益人群没有定论,但这些研究在积极探索免疫检查点抑制剂治疗在新辅助治疗中的作用相关因素的同时,亦可以为Ⅲ期临床研究的设计和选择提供一些参考。

5. **方案选择**　现有数据显示,ICIs 联合化疗可能是围手术期治疗最理想的方案。NADIM 研究在 RFS、MPR 和 ORR 上的全面胜利基本上再现了晚期系统性治疗的历程。从 KEYNOTE-042 中帕博利珠单抗单药 HR 0.69~0.81,到 KEYNOTE-189 中化疗联合帕博利珠单抗 *HR* 高达 0.49(95% *CI* 0.38~0.64),ICIs 与化疗的联合一跃成为非驱动基因突变晚期肺腺癌的一线治疗第一推荐方案。2019 年,一篇纳入了 13 篇Ⅰ~Ⅲ期研究的 Meta 分析亦显示,ICIs 联合化疗在未经筛选的人群中可以显著改善 PFS(*HR* 0.66,*P*<0.001)和 OS(*HR* 0.77,*P*<0.001),其中 PD-1 抑制剂联合化疗对 PFS 的改善最佳(*HR* 0.54,*P*<0.001),PD-L1 抑制剂联合化疗次之(*HR* 0.66,*P*<0.001)。这与新辅助治疗中两项 ICIs 联合化疗的 MPR 领先于其他研究的结果相吻合。但在实际应用中,由于阿替利珠单抗联合化疗在新辅助和系统性治疗中均具有超过或接近 50% 的 3~4 级 TRAE,从安全性角度考虑,现阶段纳武利尤单抗联合化疗可能是更好的选择。值得注意的是,这一方案在晚期肺癌中的数据并不理想。CheckMate-227 研究显示,纳武利尤单抗联合化疗仅能改善鳞癌患者的生存(*HR* 0.69,95% *CI* 0.50~0.97),且获益远不及 KEYNOTE-407 和 KEYNOTE-189 研究。而在早期肺癌中纳武利尤单抗能否扳回一城,CheckMate-816 和 KEYNOTE-671 研究的结果令人期待。除这两项Ⅲ期研究外,Impower-030、CheckMate-77T 和 AEGEAN 研究也都不约而同地采用了 ICIs + 化疗的方法,更表现出学界对联合疗法的兴趣和信心。

不断观察到的化疗与 ICIs 的协同效应打破了化疗"抑制免疫系统"的传统认知。理论上,化疗可以分别影响肿瘤细胞和免疫细胞,进而调节二者的相互作用。在 Kras 和 p53 双突变的肺癌小鼠模型中,奥沙利铂 + 马磷酰胺的药物组合可以显著增加肿瘤的免疫源性,增加 $CD8^+T$ 细胞与 Tregs 的比例,上调间充质细胞的 TLR4,使得其对 PD-1 抗体和 CTLA-4 抗体的治疗更加敏感。Lacour 等的回顾性研究也显示,36 例接受辅助化疗的患者中,在复发时 PD-L1 出现明显上调的比例高达 35%,而未接受辅助治疗的 16 例患者中仅有 12.5% 复发时出现 PD-L1 上调,这也从侧面反映出化疗为肿瘤带来了免疫选择的压力。而在对免疫系统的影响方面,环磷酰胺和 5-Fu 均能够减少 Tregs 的表达,紫杉醇也能够通过与 TLR4 的作用增强巨噬细胞功能。种种迹象均提示,ICIs 与化疗之间可能存在协同作用。

6. **治疗周期**　新辅助治疗的周期数在临床上尚无共识。临床医师通常会根据患者的疾病分期以及一般情况经验性选择治疗疗程。如果患者接受新辅助化疗,则通常在术前进行 2~4 周期,若在术后进行辅助治疗则会重复相同方案,围手术期治疗的总周期数通常不超过 4 周期。因此,采用 PD-1/PD-L1 在肺癌新辅助的研究设计也存在很多需要摸索的因素。已有结果的Ⅱ期新辅助研究在术前采用的治疗周期数不尽一致,为 2~4 周期不等(见表 2-2)。在其他瘤种的新辅助治疗研究中,我们还可以看到更为激进的设计。在黑色素瘤的治疗中,Huang 的研究显示,对于可切除的黑色素瘤患者,术前给予单次 PD-1 单抗后 7d

即可达到 T 细胞再活化的峰值,3 周后即有 30% 患者达到完全或主要病理学缓解。这一结果也提示 NSCLC 的新辅助治疗时间与疗程可能有更多的选择空间。但就现存 Ⅱ 期研究证据而言,治疗的周期数与 MPR 之间没有明确的关系(图 2-3)。现存的 5 项 Ⅲ 期研究似乎也认同周期数与疗效无明确相关性,几乎全部采用 4 周期方案,也并未针对治疗周期加以分组,因此这一问题的答案可能短期之内无法揭晓。

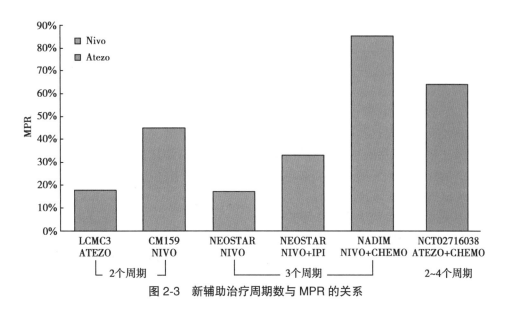

图 2-3　新辅助治疗周期数与 MPR 的关系

7. 假性进展与超进展　在 ICIs 治疗中可能出现一类特殊的情况,对于术前影像学评估进展而手术切除样本显示病理学缓解这一现象,可称为假性进展。而与假性进展相对应的是超进展,一小部分特殊的患者亚组接受免疫治疗后疾病反而加速恶化,即与治疗前相比,肿瘤增长速度大幅加快或临床症状显著加重。在晚期 NSCLC 中,假性进展的比率为 5%~7%,患者在影像学评估出现进展后继续免疫检查点抑制剂治疗仍可以达到临床获益;超进展的比率为 14%~17%,无法从后续免疫治疗中获益。根据现有的结果,NADIM 项目无影像学 PD,LCMC3 项目的 4 例和信迪利单抗(sintilimab)的 3 例影像学 PD 均存在不同程度的病理学缓解,超进展病例目前尚未发现。随着更多数据的发表,早期患者中出现假性进展和超进展的比例如何,又有怎样的临床或生物学特征,本书第四章节将详细论述。

(四)总结

目前有多个 Ⅱ / Ⅲ 期临床研究在探索免疫检查点抑制剂的围手术期应用。已公布的 Ⅱ 期研究结果显示,新辅助 ICIs 安全性良好,RFS 优异,MPR 也不错,其结果优于新辅助放化疗和辅助 ICIs。更多的 Ⅲ 期随机对照研究正在进一步证实 PD-1/PD-L1 抑制剂在围手术期的作用。同时,作为一种与经典治疗截然不同的新兴治疗手段,诸多研究也对免疫新辅助治疗相关的问题如疗效评估标准、治疗反应特征(假性进展)与疗效预测性生物标志物等进行了探索。随着未来 Ⅲ 期研究结果的陆续出炉,围手术期尤其是新辅助 ICIs 有望改写早期可手术肺癌的诊疗常规。

(王　俊　于　慧　储天晴　郭甜甜　朱正飞　陈修远　杨　帆　苏春霞)

第三节 小细胞肺癌免疫检查点抑制剂治疗

一、小细胞肺癌免疫检查点抑制剂治疗现状

小细胞肺癌(small cell lung cancer,SCLC)是一种侵袭性较高的神经内分泌肿瘤,约占所有肺癌的 15%。SCLC 可分为局限期小细胞肺癌(limited-stage-SCLC,LS-SCLC)和广泛期小细胞肺癌(extensive stage-SCLC,ES-SCLC)。SCLC 具有肿瘤倍增时间短、早期发生转移的特点,通常患者确诊时已经是 ES-SCLC。依托泊苷联合顺铂或卡铂作为 ES-SCLC 一线治疗的标准化疗方案已经有 30 余年,虽然多数 SCLC 患者接受初始治疗后获得缓解,但很快会复发进展,复发后缺少有效治疗手段,因此 5 年生存率较低。近年来,免疫检查点抑制剂(ICIs)治疗的迅速发展让非小细胞肺癌(NSCLC)患者的生存时间不断得到延长;同样,也为 SCLC 带来了新的治疗选择。

(一)小细胞肺癌免疫治疗的作用机制

1. **肿瘤突变负荷** SCLC 的发生与吸烟具有明显相关性,长期烟草暴露会导致 SCLC 的体细胞突变负荷升高;此外,SCLC 普遍存在癌基因活化与抑癌基因失活,尤其是与 DNA 损伤修复相关的 *TP53* 和 *RB1* 两个抑癌基因的高频失活,提高了基因组的不稳定性,同样会导致肿瘤突变负荷(TMB)的升高。而在包括 NSCLC 在内的多种实体瘤肿瘤中观察到 TMB 与 ICIs 疗效的相关性,提示 ICIs 是比较有前景的 SCLC 治疗手段。从 Impower-133 研究结果可以看到,相比化疗,TMB 无论是采用 10 还是 16 作为 cut-off 值,ICIs 联合化疗组都有生存获益的趋势,推动了 ICIs 在 SCLC 中的临床应用与探索。

2. **肿瘤浸润淋巴细胞** 多项回顾性研究发现,SCLC 患者接受 ICIs 前的肿瘤组织中肿瘤浸润淋巴细胞(TIL)水平高,预后较好。例如在 LS-SCLC 患者中,抑制性 FoxP3⁺ 调节性 T 细胞与预后更好有关(P=0.013)。SCLC 脑转移灶出现 CD45RO⁺ 记忆性 T 细胞,与中位 OS 延长有关(11 个月与 5 个月)。此外,SCLC 常合并有免疫介导的副肿瘤综合征(paraneoplastic syndromes,PNS),如小脑变性、兰伯特 - 伊顿肌无力综合征(Lambert-Eaton myasthenic syndrome)、边缘系统脑炎等。值得注意的是,与无 PNS 的 SCLC 患者相比,合并 PNS 的 SCLC 患者往往预后更好:肿瘤组织中 T 细胞浸润水平更高,且 PFS 和 OS 更长。

3. **SCLC 的分子亚型** 近期研究发现,SCLC 可根据 RNA 表达的 4 个转录调控因子定义 4 种亚型:① SCLA-A 亚型表达无刚毛鳞甲复合体同源物样 -1(achaete-scute complex homologue-like 1,ASCL-1);② SCLC-N 亚型表达神经源分化因子 -1(neurogenic differe-ntiation factor 1,NEUROD-1);③ SCLC-Y 亚型表达转录共激活因子 YAP-1(yes-associated protein 1,YAP-1);④ SCLC-P 亚型表达 2 级 POU 结构域转录因子 3(POU domain,class 2,transcription factor 3,POU2F3)。不同亚型的 SCLC 患者对不同治疗方式的敏感性不同。其中,Y 亚型的 SCLC 高表达免疫应答相关基因和炎症因子,有更显著的 T 细胞受体重排,是免疫治疗潜在的获益亚型。此外,Gay 等发现,另外一种不表达 ASCL1/NEUROD1/POU2F3 的 SCLC 亚型,即 SCLC-IM 亚型,由间充质细胞、非神经内分泌肿瘤组成,高水平表达免疫

检查点、干扰素基因刺激蛋白（stimulator of interferon genes，STING）相关基因和炎症标志物，这种亚型可能对免疫检查点抑制剂治疗敏感。

（二）小细胞肺癌免疫治疗的研究进展

绝大部分 SCLC 对化疗敏感，而化疗能增加 SCLC 肿瘤新抗原的释放，理论上为免疫联合化疗提供一定的有利条件。近年来，免疫治疗药物，尤其是程序性死亡蛋白 -1（PD-1）或程序性死亡蛋白配体 -1（PD-L1）抑制剂改变了包括 NSCLC 在内的多种实体肿瘤的治疗模式，在 SCLC 领域也进行了多种模式的探索（表 2-7）。

1. 免疫单药研究　早在 2015 年，美国临床肿瘤学会（ASCO）首次公布了 CheckMate-032 研究数据，结果显示纳武利尤单抗（nivolumab）无论是单药还是联合伊匹木单抗（ipilimumab）对于 SCLC 患者都是安全有效的。截至 2018 年公布的 CheckMate-032 研究数据显示，SCLC 患者接受纳武利尤单抗单药三线治疗的中位缓解持续时间（duration of response，DoR）为 17.9 个月，中位 PFS 为 1.4 个月，中位 OS 为 5.6 个月。基于该研究结果，美国食品药品监督管理局（FDA）于 2018 年 8 月批准纳武利尤单抗用于治疗经过铂类化疗和至少一种其他疗法治疗过的转移性 SCLC，这是 FDA 历史上首个批准的 SCLC 三线治疗方案，开启了 SCLC 治疗的新纪元。但如前文所述，随着研究时间的推移，目前已撤销该适应证。

KEYNOTE-028 是一项开放、非随机、多队列的ⅠB 期临床研究，评估了帕博利珠单抗（pembrolizumab）单药治疗初始化疗失败且 PD-L1 阳性的广泛期 SCLC 患者的疗效及安全性。2017 年，发表在 *Journal of Thoracic Oncology* 杂志的研究结果表明，帕博利珠单抗对于治疗 ES-SCLC 具有较好疗效：最终纳入研究的 24 例治疗患者中 2 例患者有 3~5 级治疗相关不良事件；1 例患者达到完全缓解（CR），7 例患者部分缓解（PR），ORR 为 33%。另外一项评估帕博利珠单抗治疗不可切除或转移性 SCLC 的 KEYNOTE-158 研究，在 2018 年 ASCO 年会上公布的数据，证实了帕博利珠单抗治疗复发 SCLC 具有较好疗效和安全性。美国国家综合癌症网（NCCN）基于该研究，在 2019 年第 1 版 NCCN 指南中也对帕博利珠单抗做了 2A 类推荐，进一步丰富了复发 SCLC 的治疗选择。2019 年 6 月，美国 FDA 加速批准了帕博利珠单抗用于晚期 SCLC 患者的三线治疗。接下来一项 KEYNOTE-158 的Ⅱ期临床试验和 KEYNOTE-028 的ⅠB 期临床试验汇总分析显示，帕博利珠单抗的 ORR 达到 19.3%，2 例患者达到 CR，14 例患者达到 PR；得到缓解的患者中，65% 的患者缓解持续时间超过 18 个月。该适应证随着研究时间的推移，目前已撤销该适应证。

2. 免疫联合治疗　免疫单药在小细胞肺癌领域有限的疗效，促使了一些免疫联合治疗研究的开展，ICIs 联合治疗在 SCLC 一线治疗中也取得了重大突破。Impower-133 研究结果显示，与化疗组相比，阿替利珠单抗（atezolizumab）联合化疗组的 PFS 和 OS 均明显延长（中位 PFS 分别为 5.2 个月和 4.2 个月；中位 OS 分别为 12.3 个月和 10.3 个月）。2019 年 3 月，美国 FDA 基于 Impower-133 研究批准阿替利珠单抗联合化疗（依托泊苷 + 顺铂 / 卡铂）用于 ES-SCLC 的一线治疗，成为近 30 年首个在 ES-SCLC 一线治疗中取得 OS 获益的Ⅲ期临床研究。2020 年，欧洲肿瘤内科学会（ESMO）会议更新的 Impower-133 研究数据显示，无论患者的基线特征如何，ES-SCLC 患者均能从 ICIs 联合化疗的方案中获益，再次验证了阿替利珠单抗联合化疗在 ES-SCLC 标准一线治疗中的地位。CASPIAN 研究数据也显示出免疫治疗在改善患者生存方面的优势：联合度伐利尤单抗（durvalumab）的患者 OS 明显延长，中位 OS 分别为 13.0 个月和 10.3 个月（*HR* 0.73，95% *CI* 0.59~0.9，*P*=0.004 7）。2020 年，ASCO

会议上更新的数据显示,度伐利尤单抗联合化疗的疗效仍然优于单纯化疗组。度伐利尤单抗联合化疗的基础上再联合细胞毒性 T 淋巴细胞相关抗原 4(CTLA-4)抑制剂曲美木单抗(tremelimumab),对比单纯化疗组,中位 PFS 分别为 4.9 个月和 5.4 个月。这就提示度伐利尤单抗联合化疗能给 SCLC 患者带来持续的临床获益,但是在此基础上进一步联合曲美木单抗并未能给 SCLC 患者带来更多的获益。此外,KETNOTE-604 和 ECOG-ACRIN EA-5161 这两项评估 PD-1 抑制剂用于一线治疗 SCLC 疗效的临床研究也公布了研究结果。2020 年,ASCO 公布的数据显示:在 KETNOTE-604 研究中,化疗基础上联合帕博利珠单抗能给患者带来 0.2 个月的 PFS 获益(联合组对比单纯化疗组的中位 PFS 分别为 4.5 个月和 4.3 个月,$P=0.023$),但由于两次中期分析,削弱了 P 值,并未达到研究的主要终点,且也未能取得 OS 获益(中位 OS 分别为 10.8 个月和 9.7 个月,差异无统计学意义);在 ECOG-ACRIN EA-5161 这项 Ⅱ 期临床研究中,化疗基础上联合纳武利尤单抗能够给患者带来 PFS 和 OS 双重获益(中位 PFS 分别为 5.5 个月和 4.6 个月,中位 OS 分别为 11.3 个月和 8.5 个月,差异均具有统计学意义)。基于这项研究的 Ⅲ 期研究正在开展之中。我国自主研发的特瑞普利单抗(toripalimab)联合化疗以及化疗联合抗血管联合免疫治疗的研究也正在开展当中,我们期待PD-1 抑制剂早日进军 SCLC 的一线治疗领域。

表 2-7　小细胞肺癌免疫治疗临床试验结果

临床试验或完成人(年份)	治疗分组	中位 PFS/ 月数	中位 OS/ 月数
一线治疗			
Reck 等(2016)	伊匹木单抗联合化疗	4.6	11.0
	化疗	4.4	10.9
IMPower-133(2018)	伊匹木单抗联合化疗	5.2	12.3
	化疗	4.3	10.3
CASPIAN(2020 ASCO)	度伐利尤单抗联合化疗	5.1	12.9
	化疗	5.4	10.5
ECOG-ACRINEA-5161(2020 ASCO)	纳武利尤单抗联合化疗	5.5	11.3
	化疗	4.6	8.5
KETNOTE-604 (2020 ASCO)	帕博利珠单抗联合化疗	4.5	10.8
	化疗	4.3	9.7
EORTC-1417-REACTION (2020 ESMO)	帕博利珠单抗联合化疗	4.7	12.3
	化疗	5.4	10.4
一线维持治疗			
Gadgeel 等(2018)	化疗后,帕博利珠单抗	1.4	9.6
CheckMate-451(2019)	化疗后		
	纳武利尤单抗 + 伊匹木单抗	1.7	9.2
	纳武利尤单抗	1.9	10.4
	placebo	1.4	9.6

续表

临床试验或完成人(年份)	治疗分组	中位 PFS/ 月数	中位 OS/ 月数
二线或后线治疗			
CheckMate-032 (2016)	纳武利尤单抗	1.4	4.4
	纳武利尤单抗 1mg/kg+ 伊匹木单抗 3mg/kg	2.6	7.7
	纳武利尤单抗 3mg/kg+ 伊匹木单抗 1mg/kg	1.4	6.0
CheckMate-032 (2019)	纳武利尤单抗	1.4	5.6
KEYNOTE-028 (2017)	帕博利珠单抗	1.9	9.7
CheckMate-331 (2018)	纳武利尤单抗	1.5	7.5
	化疗	3.8	8.4
KEYNOTE-158 (2018)	帕博利珠单抗	2.0	9.1
IFCT-1603 (2019)	阿替利珠单抗	1.4	9.5
	化疗	4.3	8.7

二、小细胞肺癌免疫检查点抑制剂治疗展望

基于 IMPower-133、CASPIAN、CheckMate-032、KEYNOTE-028 和 KEYNOTE-158 研究的数据,各大指南已推荐阿替利珠单抗(atezolizumab)、度伐利尤单抗(durvalumab)联合化疗方案用于广泛期小细胞肺癌(ES-SCLC)的一线治疗。由于其复杂的病理生理学特征,SCLC肺癌的治疗在过去数十年几乎没有任何改善,因此这些指南可谓是 SCLC 治疗史上里程碑式的进步。免疫检查点抑制剂(ICIs)的治疗让我们看到了 SCLC 治疗新的希望,其未来的发展方向也受到诸多关注。

(一) 发展新型联合治疗策略

1. 与放疗联合　在 ICIs 应用之前,局部晚期 SCLC 的标准治疗是同步放化疗,晚期SCLC 则是在含铂双药化疗的基础上,可根据具体情况增加胸部的姑息性放疗或对病灶 PR的患者考虑预防性脑部放疗。ICIs 联合化疗已取得一线联合治疗适应证,Impower-133 研究证实了 ICIs 联合化疗在广泛期 SCLC 中的一线使用可显著提高患者的总生存,然而该研究规定不能行胸部放疗,只允许预防性脑部放疗,目前仍未见公布有关脑部放疗的相关分析。理论上而言,放疗可通过减少肿瘤负荷、诱导新抗原产生、增加抗原呈递和增强肿瘤T 细胞浸润来协同增强 ICIs 的抗肿瘤免疫应答。这一理论在 NSCLC 中已有临床数据支持。PACIFIC 研究显示,对于不可切除的Ⅲ期 NSCLC,在根治性同步放化疗的基础上给予度伐利尤单抗(durvalumab)巩固治疗可进一步提高患者的 PFS 和 OS。目前放疗联合 ICIs在 SCLC 中的数据较少。一项Ⅰ期研究(NCT02402920)纳入 33 例 ES-SCLC 患者,所有患者在接受 6 周期诱导化疗后,开始同步胸部放疗和帕博利珠单抗治疗,结果显示:胸部放疗联合帕博利珠单抗治疗 SCLC 安全性良好,未观察到剂量限制性毒性,仅 2 例(6%)患者发生 3 级不良反应,未发生 4~5 级的严重不良反应,患者总体的 ORR 为 15%,中位 PFS 为

6.1 个月,中位 OS 为 8.4 个月。很多相关研究也正在进行中。例如,ACHILES 研究旨在评估局限期 SCLC 患者同步放化疗后,序贯使用阿替利珠单抗对比单独同步放化疗的疗效;NRGLU-005 研究旨在对比在局限期 SCLC 患者中同步放化疗联合使用阿替利珠单抗及后续维持治疗和单独同步放化疗的临床疗效;STIMULI 研究则是探索双免疫联合在局限期 SCLC 肺癌患者中放化疗后维持治疗的效果。

2. **与抗血管药物联合** 血管内皮生长因子(VEGF)与其受体(VEGFR)结合后使内皮细胞的增殖、迁移和侵袭性增强,从而介导肿瘤的血管生成,促进肿瘤的生长。靶向 VEGF/VEGFR 通路的单克隆抗体和小分子酪氨酸激酶抑制剂如贝伐珠单抗(bevacizumab)、雷莫芦单抗(ramucirumab)、阿帕替尼(apatinib)、安罗替尼(anlotinib)等,可通过抑制肿瘤血管生成发挥抗肿瘤作用。SCLC 患者的 VEGF 水平较高,且与肿瘤分期、疾病进展、化疗耐药以及不良预后有关。盐酸安罗替尼是一种新型小分子多靶点酪氨酸激酶抑制剂,能有效抑制 VEGFR、血小板衍生生长因子受体(PDGFR)、成纤维细胞生长因子受体(FGFR)等激酶。ALTER-1202(NCT03059797)研究是一项随机、双盲的多中心 II 期临床研究,对比了安罗替尼和安慰剂三线及三线以上治疗 ES-SCLC 的安全性和有效性。结果显示:安罗替尼与安慰剂的总体治疗相关不良事件(adverse event,AE)发生率相似,分别为 87.7% 和 74.4%,虽然安罗替尼 3~5 级 AE 发生率高于安慰剂(分别为 35.8% 和 5.4%),但临床易管理。与安慰剂对比,安罗替尼将主要终点 PFS 延长了 3.4 个月,将疾病进展风险降低 81%(P<0.001)。值得注意的是,目前越来越多的证据表明,抗血管生成药物还可以重塑肿瘤的免疫微环境。研究发现,抗血管生成药物可以通过诱导肿瘤血管的正常化,缓解缺氧环境,促进 T 细胞的浸润、诱导肿瘤相关巨噬细胞(TAMs)向 M1 型极化以及降低 Tregs 和 MDSC 等免疫抑制性细胞的聚集,从而将肿瘤免疫环境从免疫抑制状态转变为免疫支持状态,这也为抗血管生成治疗和 ICIs 的联合治疗提供了理论基础。IMPower-150 研究已经验证了 ICIs 联合抗血管抑制剂在治疗 NSCLC 中的协同效应,ICIs 联合抗血管抑制剂在 SCLC 中的应用还在探索中。如 ETER-701 研究(NCT04234607)是一项随机双盲的多中心 III 期临床研究,旨在对比 TQB2450(我国自主研制的 PD-L1 抑制剂)/ 安慰剂 ± 安罗替尼 + 依托泊苷 / 卡铂一线治疗 ES-SCLC 的有效性和安全性。PASSION 研究(NCT03417895)则是一项评估 SHR1210(我国自主研制 PD-1 抑制剂)联合阿帕替尼(我国自主研制的 VEGFR2 抑制剂)二线治疗 ES-SCLC 安全性的多中心 II 期临床研究。

3. **与靶向药物联合**

(1)PARP 抑制剂:多聚二磷酸腺苷核糖聚合酶(poly ADP-ribose polymerase,PARP)是一类参与 DNA 损伤修复的酶。PARP 的过表达与癌细胞的耐药性和抗基因毒性刺激的能力有关。与正常肺上皮细胞和其他肺癌组织亚型相比,PARP 在 SCLC 中呈高表达状态。临床前研究表明 PARP 抑制剂增强了标准化疗药物和放疗对 SCLC 的细胞毒性作用。有趣的是,来自 Sen 等的基础研究提示,PARP 抑制剂一方面可诱导肿瘤细胞 PD-L1 表达增加,另一方面可通过激活 STING/TBK1/IRF3 固有免疫通路,导致 CXCL10 和 CCL5 等趋化因子水平升高,从而诱导细胞毒性 T 淋巴细胞的活化和功能,且 SCLC 的动物模型实验显示其可通过增加 T 细胞浸润增强 PD-1 抑制剂的抗肿瘤作用。因此 PARP 抑制剂与 ICIs 的联合应用成为未来 SCLC 治疗探索的方向之一,相关临床研究也正在进行中。例如,NCT-04334941 研究是一项随机开放的 II 期临床研究,旨在评估阿替利珠单抗(atezolizumab)联合他拉唑帕尼(talazoparib,PARP 抑制剂)作为 SLFN11 阳性晚期小细胞肺癌的维持治疗是否优于阿替利珠单抗单药;NCT-03958045 研究则是在铂类敏感的 SCLC 中探索卢卡帕尼(rucaparib,PARP 抑制剂)联合纳武利尤单抗(nivolumab)作为维持治疗的有效性和安全性的 II 期临床研究。

(2)DLL3 抑制剂:δ 样受体 3(delta-like ligand 3,DLL3)是一种 Notch 通路的抑制性配体,在 SCLC 等高级别神经内分泌肿瘤中过表达,促进癌细胞的迁移和侵袭。DLL3 抑制剂(rovalpituzumab tesirine,Rova T)在 I 期临床研究中表现良好,后线单药应用 Rova T 可获得 18% 的 ORR,对于 DLL-3 高表达的患者(≥50%),其 ORR 更是达到 39%。然而 II 期临床研究结果却差强人意,Rova T 三线治疗在总人群、DLL-3 阳性及高表达患者中的 ORR 分别为 20.1%、20.6% 和 21.8%。一项针对 ES-SCLC 二线治疗的 III 期临床研究(TAHOE,NCT-03061812)因 Rova T 治疗组的 OS 较托泊替康化疗组更短而被叫停。另一项 III 期 MERU 研究也因中期结果显示,Rova T 作为一线维持疗法相比安慰剂并没有改善晚期 SCLC 患者的 OS 而被终止。尽管 Rova T 单药在 SCLC 的治疗中疗效不理想,但是 DLL3 在 SCLC 中特异性的高表达使得 DLL3 抑制剂与其他治疗的联合仍然具有较大的前景。DLL3 与 ICIs 联合治疗的疗效尚在探索之中。如 NCT-03026166 是一项多中心开放的 I / II 期临床研究,旨在评估 Rova T 与纳武利尤单抗(nivolumab)或纳武利尤单抗和伊匹木单抗(ipilimumab)联合治疗 ES-SCLC 的安全性和有效性。

此外,还有一些新型靶向药物可增强抗肿瘤免疫应答。例如,与 PARP 类似的靶向 DNA 损伤修复蛋白检查点激酶 1(checkpoint kinase 1,CHK1)的抑制剂可增强 T 细胞的功能;靶向细胞周期主要调控因子 CDK7 的抑制剂(YKL-5-124)也已通过体内体外研究证实协同增强 PD-1 抑制剂在 SCLC 中的抗肿瘤作用。

ICIs 联合靶向抑制剂在 SCLC 中的作用还需要大量研究进行探索。

(二) 新的免疫治疗方式

1. 新的免疫检查点抑制剂　CD47 是一种巨噬细胞抑制性受体,通过与信号调节蛋白 α(signal-regulatory protein alpha,SIRPα)结合抑制巨噬细胞的活化和吞噬活性。该蛋白在许多正常细胞上表达,但在人 SCLC 细胞表面高度上调,并与肿瘤的免疫逃逸有关。已有研究证实,在小鼠模型中,使用 CD47 阻断抗体或靶向失活 CD47 基因可显著抑制 SCLC 肿瘤的生长。因此 CD47/SIRPα 抑制剂作为新型免疫检查点抑制剂治疗 SCLC 具有非常好的前景。

2. 嵌合抗原受体 T 细胞(chimeric antigen receptor T-cell,CAR-T)　CAR-T 免疫疗法通过基因改造技术,体外对患者 T 细胞进行嵌合抗原受体修饰,增强效应 T 细胞的靶向性、杀伤性和持久性,并能克服肿瘤局部免疫抑制微环境和打破宿主免疫耐受状态。目前,CAR-T 免疫疗法在血液肿瘤治疗中取得了巨大成就,但在实体肿瘤中的治疗作用有限。研究发现,在体外共培养中,CD56R-CAR-T 细胞能够杀伤 CD56+ 神经母细胞瘤、胶质瘤和 SCLC 肿瘤细胞,在 CD56+ 人异种移植神经母细胞瘤模型和 SCLC 模型中,CD56R-CAR-T 细胞能够抑制肿瘤的体内生长。此外,体外研究表明,DLL3-CAR-T 能有效杀伤 DLL3 阳性的癌细胞,包括 SCLC 固有细胞系 H446、H196、H82 和过表达 DLL3 的人工 A431 细胞,在异种移植小鼠模型的体内研究表明,DLL3-CAR-T 均能抑制肿瘤生长。这些结果表明,CAR-T 细胞可作为 SCLC 的潜在治疗方法。

3. **疫苗**　癌症疫苗是通过利用肿瘤细胞相关抗原,来唤醒人体针对癌症的免疫系统。FDA 和 CFDA 均已批准宫颈癌疫苗上市。已经在临床试验中对引发针对 SCLC 免疫应答的疫苗进行了一些研究。例如,INGN225(一种经 p53 修饰的腺病毒转染树突状细胞疫苗)可引发 41.8% 的 SCLC 患者发生特异性抗 p53 免疫应答。一项针对个性化肽疫苗(personalized peptide vaccination,PPV)的 Ⅱ 期研究显示,在接种 1 个和 2 个免疫周期后,分别有 70% 和 95% 的患者对免疫肽的特异性 IgG 反应增强。这些研究结果表明癌症疫苗在治疗 SCLC 中是可行的,但仍需进一步的研究证实。

4. **溶瘤病毒**　是一种复制能力强的病毒,可在体内体外选择性感染和杀死肿瘤细胞。基因改造过的单纯疱疹病毒 -1(herpes simplex virus-1,HSV-1)已被 FDA 批准用于黑色素瘤的治疗。越来越多的研究发现,溶瘤病毒除了能特异性杀伤肿瘤细胞外,还可以增强机体的抗肿瘤免疫反应。已有观点提出可将溶瘤病毒疗法与 ICIs 联合用于实体肿瘤的治疗,以进一步扩大免疫治疗的获益人群。在 SCLC 中,一种修饰的黏液瘤溶瘤病毒(myxoma virus,MYXV)在小鼠模型中显示出高效的肿瘤特异性细胞毒性,同时观察到 MYXV 可诱导免疫细胞的肿瘤浸润。因此,溶瘤病毒疗法也是非常具有发展前景的治疗方法。

(三) 探索新的疗效预测生物标志物

与 NSCLC 不同,CheckMate-032 研究结果显示,肿瘤 PD-L1 的表达不能预测 SCLC 患者接受 ICIs 的疗效。另有研究提示,具有高 TMB 的 SCLC 患者接受 ICIs,尤其是接受纳武利尤单抗和伊匹木单抗双免疫联合治疗时,疗效更佳,但仍需要更多的数据支持。因此,新的疗效标志物的探索对于进一步筛选 SCLC 患者免疫治疗获益人群,提高患者整体生存具有重要意义。在一项将伊匹木单抗与依托泊苷 / 卡铂联合治疗 SCLC 的 Ⅱ 期临床研究中,评估了自身抗体基线阳性与临床结果之间的关系,结果显示自身抗体阳性的患者免疫治疗的 PFS 显著延长(分别为 8.8 个月和 7.3 个月,$P=0.036$),应答率也显示出更高的趋势($P=0.066$)。不同于分子生物标志物可提供直接的治疗靶点,基于免疫的生物标志物反映了肿瘤和宿主免疫反应之间的相互作用,涉及环节多,影响因素复杂,给生物标志物的研究带来了巨大挑战。因此,多种标志物的联合应用或绘制个体化的免疫图谱可能是未来免疫疗效预测标志物的探索方向。

(周　娟　陈善豪　赵　静　苏春霞)

参考文献

[1] ROTTE A, JIN JY, LEMAIRE V. Mechanistic overview of immune checkpoints to support the rational design of their combinations in cancer immunotherapy. Ann Oncol, 2018, 29 (1): 71-83.

[2] RIBAS A, WOLCHOK JD. Cancer immunotherapy using checkpoint blockade. *Science*, 2018, 359 (6382): 1350-1355.

[3] VOKES E E, READY N, FELIP E, et al. Nivolumab versus docetaxel in previously treated advanced non-small cell lung cancer (CheckMate 017 and CheckMate 057): 3-year update and outcomes in patients with liver metastases. Ann Oncol, 2018, 44: 12-21.

[4] GANDHI L, RODRfGUEZ-ABREU D, GADGEEL S, et al. Pembrolizumab plus chemotherapy in meta-static non-small-cell lung cancer. N Engl J Med, 2018, 378 (22): 2078-2092.

［5］ RECK M, RODRÍGUEZABREU D, ROBINSON A G, et al. Pembrolizumab versus Chemotherapy for PD-L1-Positive Non-Small-Cell Lung Cancer. N Engl J Med, 2016, 375: 1823.

［6］ CARBONE D P, RECK M, PAZ-ARES L, et al. First-line nivolumab in stage Ⅳ or recurrent non-small-cell lung cancer. N Engl J Med, 2017, 39: 2415-2426.

［7］ GOTWALS P, CAMERON S, CIPOLLETTA D, et al. Prospects for combining targeted and conventional cancer therapy with immunotherapy. Nat Rev Cancer, 2017, 17 (5): 286-301.

［8］ PAZ-ARES L, LUFT A, VICENTE D, et al. Pembrolizumab plus chemotherapy for squamous non-small-cell lung cancer. N Engl J Med, 2018, 379 (21): 2040-2051.

［9］ WEICHSELBAUM RR, LIANG H, DENG L, et al. Radiotherapy and immunotherapy: a beneficial liaison？ Nat Rev Clin Oncol, 2017, 14 (6): 365-379.

［10］ JAGODINSKY JC, HARARI PM, MORRIS ZS. The Promise of Combining Radiation Therapy With Immunotherapy. Int J Radiat Oncol Biol Phys, 2020, 108 (1): 6-16.

［11］ SCOTT JG, BERGLUND A, SCHELL MJ, et al. A genome-based model for adjusting radiotherapy dose (GARD): a retrospective, cohort-based study. Lancet Oncol, 2017, 18 (2): 202-211.

［12］ ROSENTHAL R, CADIEUX EL, SALGADO R, et al. Neoantigen-directed immune escape in lung cancer evolution. Nature, 2019, 567 (7749): 479-485.

［13］ BLANK CU, ROZEMAN EA, FANCHI LF, et al. Neoadjuvant versus adjuvant ipilimumab plus nivolumab in macroscopic stage Ⅲ melanoma. Nat Med, 2018, 24 (11): 1655-1661.

［14］ CLOUGHESY TF, MOCHIZUKI AY, ORPILLA JR, et al. Neoadjuvant anti-PD-1 immunotherapy promotes a survival benefit with intratumoral and systemic immune responses in recurrent glioblas-toma. Nat Med, 2019, 25 (3): 477-486.

［15］ WADE T. LAMS JP, LEORA HORN. Pembrolizumab in patients with extensive-stage small-cell lung cancer: results from the phase Ib KEYNOTE-028 study. Journal of Clinical Oncology, 2017, 35: 3823-3829.

［16］ HORN L, MANSFIELD AS, SZCZESNA A, et al. First-line atezolizumab plus chemotherapy in extensive-stage small-cell lung cancer. New England Journal of Medicine, 2018, 379 (23): 2220-2229.

［17］ PAZ-ARES L, DVORKIN, CHEN YB, et al. Durvalumab plus platinum-etoposide versus plat-inum-etoposide in first-line treatment of extensive-stage small-cell lung cancer (CASPIAN): a randomised, controlled, open-label, phase 3 trial. Lancet, 2019, 394 (23): 1929-1939.

［18］ IAMS WT, SHIUAN E, MEADOR CB, et al. Improved prognosis and increased tumor-infiltrating lymphocytes in patients who have sclc with neurologic paraneoplastic syndromes. Journal of thoracic oncology, 2019, 14 (11): 1970-1981.

［19］ SEN T, RODRIGUEZ BL, CHEN L, et al. Targeting DNA damage response promotes antitumor immunity through STING-mediated T-cell activation in small cell lung cancer. Cancer Discov, 2019, 9 (5): 646-661.

［20］ ZHANG H, CHRISTENSEN CL, DRIES R, et al. CDK7 inhibition potentiates genome instability trig-gering anti-tumor immunity in small cell lung cancer. Cancer Cell, 2020, 37 (1): 37-54.

第三章　肺癌免疫治疗相关毒性反应管理

第一节　肺癌免疫治疗相关毒性反应的特点及治疗原则

随着多款免疫检查点抑制剂(ICIs)在国内外获批上市,新型免疫治疗逐步成为了引领肿瘤治疗的风向标。在 ICIs 取得良好疗效的同时,免疫治疗相关毒性反应(irAEs)逐渐成为广大肿瘤科医师面临的实际问题。广泛的非特异性症状和潜在的致命后果,使得 ICIs 相关毒性反应的诊断和治疗具有挑战性。因此,在治疗过程中对 ICIs 相关毒性反应进行有效监测、早期识别和及时管理,对于改善患者的整体预后有着十分重要的意义。

自 2017 年起,先后有欧洲肿瘤内科学会(ESMO)、美国肿瘤免疫治疗协会(SITC)、美国临床肿瘤协会(ASCO)和美国国家综合癌症网络(NCCN)等组织发布了 irAEs 管理或治疗指南或共识,其中 NCCN 指南已经更新至 2021 年 V1 版,但是这些指南或共识在很多问题的表述上并非完全一致,引用的数据都是基于国外的各种研究,且缺乏少见毒性的大样本数据。2019 年 4 月,中国临床肿瘤学会(CSCO)免疫治疗专家委员会在上述国外指南或共识的基础上,结合中国的国情和中国人群的数据,发布了中国首部关于免疫治疗和 irAEs 处理的指南——《CSCO 免疫检查点抑制剂相关的毒性管理指南(2019)》;2020 年 3 月,CSCO 非小细胞肺癌专家委员会发布了《中国非小细胞肺癌免疫检查点抑制剂治疗专家共识(2019 年版)》,其中第 6 章为《免疫治疗的不良反应》。因此,在处理肺癌免疫治疗相关毒性反应时,建议大家参考 CSCO 发布的上述两个指南或共识。

一、肺癌免疫治疗相关毒性反应的特点

(一) 发生机制不明

如其他肿瘤,肺癌 irAEs 的发生机制仍不明确。irAEs 的发生可能与 ICIs 阻断免疫检查点通路,进而改变了机体的免疫状态有关。由于肿瘤免疫治疗可以增加机体自身的免疫系统活性,所以 ICIs 除作用于肿瘤细胞之外,也会潜在地对健康组织产生毒性作用,从而引起其他系统的 irAEs。一些可能的机制包括:①针对肿瘤和健康组织共同携带抗原的 T 细胞活性增强。②预先存在自身抗体的水平升高。KEYNOTE-001 研究显示,在出现帕博利珠单抗(pembrolizumab)相关甲状腺毒性的患者中,80% 可检测到抗甲状腺球蛋白抗体(antithyroglobulin autoantibodies,TgAbs)等自身抗体水平增加。③炎症细胞因子水平升高。一项临床前研究观察到,ICIs 能诱导结肠炎动物模型 IL-17 水平明显升高。④在表达细胞毒性 T 淋巴细胞相关抗原 4(CTLA-4)正常组织(如垂体)中,抗体与 CTLA-4 直接结合导致补体介导的炎症反应增强。⑤微生物群的抗炎和促炎动态调节失衡。此外,由于 PD-L1 单抗 avelumab 是野生型 IgG1 骨架的抗体,包含完整的 Fc 区域,可以与免疫效应细胞上的同源受体结合,并诱导抗体依赖性细胞介导细胞毒性作用(ADCC)导致肿瘤细胞降解,故输注反应发生率较高。

然而,并非所有 irAEs 都源自 T 细胞异常激活,部分或由抗体、补体等介导。不同脏器发生 irAEs 的机制可能不同。如中枢神经系统 irAEs 可能分为淋巴浸润丰富型、抗体介导型(如 anti-Hu 相关性脑炎)或无菌性炎症;在皮肤 irAEs 中,斑状丘疹淋巴浸润丰富,苔藓样 / 牛皮癣表现出混合浸润的特点,而大疱性反应由抗体介导;免疫相关肾炎或肌肉骨骼系统 irAEs 可能由淋巴细胞驱动、补体介导、抗体介导或无菌性炎症引起(如 pauci 免疫性肾小球肾炎)。

(二) 毒性谱尚未明确

众所周知,CTLA-4 通路在 T 细胞反应的早期阶段(免疫致敏阶段)起抑制作用,激活中央淋巴组织的 T 细胞,同时影响 Tregs 的功能。因此,CTLA-4 抑制剂引起的 irAEs 毒性谱比较广泛,发生率较高,特异性较小,毒性较强。而程序性死亡蛋白 -1(PD-1)和程序性死亡蛋白配体 -1(PD-L1)抑制剂在 T 细胞反应后期(免疫效应阶段)发挥作用,主要激活外周组织(如肿瘤微环境)中的 T 细胞。因此,引起的 irAEs 毒性谱比较局限、发生率较低、特异性较强、毒性相对较弱。目前,虽然缺乏头对头的研究直接比较 CTLA-4 抑制剂和 PD-1/PD-L1 抑制剂安全性的差别,但系统综述和荟萃分析发现,不仅 CTLA-4 抑制剂与 PD-1/PD-L1 抑制剂常见的毒性类型有所区别,而且不同 PD-1/PD-L1 抑制剂之间的毒性谱也存在区别。总体而言,irAEs 发生情况的排序为: 双免疫联合治疗>CTLA-4 抑制剂>免疫联合化疗>PD-1 抑制剂>PD-L1 抑制剂。这种毒性反应排序同样适用于肺癌免疫治疗。

在不同类型的肿瘤中,irAEs 发生的情况类似,说明 irAEs 的发生和免疫系统本身有关,而与肿瘤类型关系不大。目前,仅有部分研究认为,不同原发肿瘤接受 ICIs 治疗之后,毒性谱不完全相同。有研究比较了 PD-1 抑制剂在黑色素瘤和 NSCLC 中的 irAEs,发现 NSCLC 患者肺炎的发生率较高,而消化道和皮肤毒性的发生率较低;该研究同时比较了 PD-1 抑制剂在黑色素瘤和肾癌中的 irAEs,发现黑色素瘤患者的关节炎和肌痛发生率较高,而肺炎的发生率较低。

(三) 出现和缓解时间无明确规律

不同种类 ICIs 相关毒性反应的发生时间不一。皮疹或瘙痒等皮肤毒性通常发生较早,在治疗开始 2 周内出现;腹泻发病的中位时间通常在治疗开始后 6~8 周;肝炎常于治疗开始后 8~12 周出现;肺炎则发生在治疗后 9d~19.2 个月。事实上,ICIs 相关毒性反应可以发生在接受药物治疗后的任何时间,常见于 1~6 个月,少数情况(如肾毒性)甚至可以发生在终止治疗后。Champiat 等根据中位发病时间将 ICIs 相关毒性反应分为早期毒性(<2 个月)和晚期毒性(>2 个月),前者主要包括皮肤、胃肠道和肝脏毒性等,后者包括肺、内分泌和肾毒性等。然而,真实世界的情况有待于在临床实践中进一步总结归纳。

另外,不同种类 PD-1/PD-L1 及不同系统的毒性反应缓解时间也有所不同。PD-1 抑制剂纳武利尤单抗(nivolumab)的胃肠和肝脏毒性缓解时间较短,而内分泌毒性缓解需要更长时间,这与早期预防和及时治疗有很大的相关性。PD-1/PD-L1 抑制剂治疗疗程为数月至数年不等,虽然大多数研究表明延长治疗不会导致毒性反应的累积发生率增加,但是否会产生远期毒性的风险尚不清楚。由于 PD-1/PD-L1 抑制剂的适应证逐步扩展到早期肿瘤,随着患者 OS 越来越长,远期毒性问题也将会变得越来越重要。

(四) 预测因子和高危因素需要关注

目前没有很好的用于预测 irAEs 的方法和生物标志物,在肺癌的免疫治疗中也是如此。研究表明,合并自身免疫性疾病和风湿疾病的肿瘤患者,可能部分具有 irAEs 的遗传易感性;对肿瘤患者进行全基因组关联分析(genome wide association study,GWAS),有望鉴定出这部分易感人群。HLA 分型也可能有助于找出一些高风险因子。肠道微生物群或可用于预测免疫治疗效果和伊匹木单抗(ipilimumab)导致的结肠炎。心肌肌钙蛋白(cardiac troponin,cTn)、B 型利尿钠肽(B-type natriuretic peptide,BNP)水平和循环激活素 A(activin A,ACTA)的存在或异常可能是心脏毒性事件的标志物。基线时 TgAbs、抗甲状腺过氧化物酶抗体水平可以协助预测免疫相关甲状腺功能异常的风险。但是,irAEs 预测标志物仍属探索阶段,这些标志物的预测价值仍需进一步验证。预测标志物大多需要动态监测,而且建议采用多个标志物进行综合分析。液体活检可能是未来的主要方向。

迄今为止,关于 irAEs 高危因素的报道仍然很少。部分特殊人群 irAEs 的发生率较高(详见本章第二节)。有研究表明,出现 ICIs 相关性肺炎的高危因素可能包括:①基础肺功能下降,如高龄、有吸烟史,先前存在慢性阻塞性肺疾病(chronic obstructive pulmonary disease,COPD)、肺纤维化等,既往胸部手术史和胸部放疗史;②各种免疫联合治疗,包括双免疫联合治疗、免疫联合化疗、免疫联合放疗和免疫联合表皮生长因子受体酪氨酸激酶抑制剂(EGFR-TKIs)治疗;③存在肺部活动性感染的患者。

而出现 ICIs 相关心脏毒性的高危因素可能包括:①联合使用 ICIs 或 ICIs 合并使用抗血管生成药物(如 VEGF-TKIs);②使用过蒽环类药物或其他心脏毒性药物病史的患者;③出现 ICIs 其他系统尤其是骨骼肌或神经系统毒性的患者;④既往有自身免疫性疾病或基础心脏病的患者。

(五) 与疗效可能无关

出现 irAEs 源自免疫治疗药物激活机体免疫系统出现的脱靶效应,提示患者的免疫系统处于激活状态,但是否与疗效相关尚存在争议。有研究表明,伊匹木单抗或纳武利尤单抗导致的 irAEs 或与疗效相关。在纳武利尤单抗治疗晚期 NSCLC 的研究中,出现 irAEs 的患者貌似有更好的预后,而且不同类型的 irAEs 预测疗效的价值可能不同;甲状腺功能异常患者的 PFS 及 OS 更优;早期出现 irAEs 者的 PFS 更优。基于纳武利尤单抗治疗恶性黑色素瘤的数据,出现任何级别 irAEs 患者的疗效优于从未出现者,且出现 3 级或以上 irAEs 患者的疗效最优,但伴有 3~4 级 irAEs 的患者之间的疗效并无差异。白癜风的发生可能提示恶性黑色素瘤患者接受免疫治疗效果更好。也有研究认为 irAEs 与纳武利尤单抗治疗恶性黑色素瘤的疗效并无相关性。此外,还有研究显示在尿路上皮癌的免疫治疗中,出现 irAEs 者的 OS 更优。目前相对较为一致的观点认为,irAEs 并非机体发生有效免疫反应的必需条件。

二、肺癌免疫治疗相关毒性反应的治疗原则

(一) 分级管理原则

在开始治疗前,所有患者都应该被告知 ICIs 治疗潜在的毒性。在出现毒性时,患者应该及时向治疗团队(医护人员)报告可疑症状并及时就诊,在门诊或住院接受评估、检查和诊断,以便医护人员及时采取措施来防止毒性的进一步恶化。ICIs 在国内自 2018 年获批用于抗肿瘤治疗,时间尚短,广大从事肿瘤专业的医护人员认识和处理毒性的经验不足;而且部分患者可能会在非专业机构输注药物,因此也有必要提高急诊医师、社区医师对免疫相关毒性的认识。

已有多项研究探索既提高 ICIs 疗效又降低 irAEs 的具体策略,包括挑选最佳剂量、延长两次治疗的时间间隔等。然而,目前尚无定论。但有研究显示,免疫相关性肺炎等毒性反应的发生率与 PD-1 抑制剂剂量无关。因此,在出现严重 irAEs 之后,并不推荐降低药物剂量,建议选择暂时或永久中断免疫治疗,目前并无证据支持可在不同免疫治疗药物之间进行切换。

临床处理毒性是按照分级原则进行的。美国国立卫生研究院(National Institutes of Health, NIH)癌症研究所制定的《常见不良反应术语评定标准(CTCAE-4.03)》对不良反应的术语和严重程度进行了分级,然而使用 CTCAE 来分级毒性存在一定的局限性,有时会低估或高估毒性的发生率和严重程度。《CSCO 免疫检查点抑制剂相关的毒性管理指南(2019)》则将毒性分为 5 个级别:G1,轻度毒性;G2,中度毒性;G3,重度毒性;G4,危及生命的毒性;G5,与毒性相关的死亡。基本对应于 CTCAE-4.03 的不良反应分级(表 3-1)。

表 3-1　免疫治疗相关毒性反应的分级管理

毒性级别	住院级别	糖皮质激素	其他免疫抑制剂	ICIs 治疗
G1	不需住院	不推荐	不推荐	继续使用
G2	不需住院	局部或全身使用糖皮质激素,口服泼尼松,0.5~1mg/(kg·d)	不推荐	暂停使用
G3	住院治疗	全身糖皮质激素治疗,口服泼尼松或静脉使用 1~2mg/(kg·d) 甲泼尼龙	对糖皮质激素治疗 3~5d 后症状未能缓解的患者,可考虑在专科医师指导下使用	停用,基于患者的风险/获益比讨论是否恢复 ICIs 治疗
G4	住院治疗,考虑收入 ICU 治疗	全身糖皮质激素治疗,静脉使用甲泼尼松,1~2mg/(kg·d),连续 3d,若症状缓解逐渐减量至 1mg/(kg·d) 维持,后逐步减量,6 周左右减量至停药	对糖皮质激素治疗 3~5d 后症状未能缓解的患者,可考虑在专科医师指导下使用	永久停用

(二) 正确使用激素

糖皮质激素是最常用的免疫抑制剂。毒性管理在很大程度上依赖于使用糖皮质激素。根据药代动力学,按照半衰期长短,糖皮质激素可以分为短效、中效及长效。为更好地控制

剂量及毒副作用,同时尽量减少激素的不良反应及对肾上腺垂体轴的生理抑制,临床上处理 irAEs 多选择中效激素,如泼尼松或甲泼尼龙。地塞米松虽然具有较强的抗炎作用,但是生物半衰期长,长期使用时不良反应更加明显,故一般不选择用地塞米松来控制 irAEs。

临床上应该根据毒性分级来判断是否使用糖皮质激素,以及使用激素的剂量和剂型。大多数口服糖皮质激素吸收很快,30min 即可吸收,如泼尼松或泼尼松龙,口服生物利用度高,通常适用于 G1~G2 毒性。而处理 G3~G4 毒性一般要首选静脉用糖皮质激素制剂,起始剂量多需 1~2mg/kg 或以上,总疗程多在 4~6 周或以上。不过,有时由于严重毒性来势凶险,如免疫相关性心脏、肺、肝脏和神经系统毒性,要首选高剂量糖皮质激素静脉滴注。此外,胃肠道毒性通常会影响口服药物的吸收,故建议以静脉激素治疗为主;对于出现皮肤毒性的患者,可合并使用外用的激素类药物进行治疗。

一旦出现 irAEs,要尽早、足量使用糖皮质激素。有研究表明,早期激素干预性治疗可改善 irAEs 的预后,而延迟使用(>5d)会影响部分 ICIs 相关毒性的最终处理效果,如腹泻 / 结肠炎等。为防止毒性复发,糖皮质激素减量应逐步进行(>4 周,有时需要 6~8 周或更长时间),特别是在治疗免疫相关性肺炎和肝炎时。

irAEs 使用糖皮质激素是否对 ICIs 疗效存在不利影响,目前缺乏确切的临床证据。在 OAK 研究中,未接受糖皮质激素治疗 irAEs 的晚期 NSCLC 患者和接受低剂量糖皮质激素治疗患者的 PFS 相似,未接受糖皮质激素治疗患者似乎要比接受治疗患者的 OS 略好。目前普遍认为,短时间使用糖皮质激素,并不影响 ICIs 疗效,但长期、较高剂量地使用糖皮质激素则可能对疗效有负性影响。

长期使用糖皮质激素处理 irAEs,可能会增加机会性感染的风险。因此,建议对长期使用糖皮质激素(如泼尼松>20mg/d,持续 4 周以上)的患者,针对性予以预防卡氏肺孢子菌肺炎的措施(如复方磺胺制剂等);对更长时间使用糖皮质激素(泼尼松>20mg/d,持续 6~8 周以上)的患者,还要考虑使用抗真菌药物来预防真菌性肺炎(如氟康唑等)。长期使用糖皮质激素的患者,如果正在同时使用非甾体抗炎药(nonsteroidal anti-inflammatory drugs,NSAIDs)或抗凝药物,推荐同时使用质子泵抑制剂或 H2 受体阻滞剂治疗。长期使用糖皮质激素的患者还有发生骨质疏松症的风险,因此,推荐同时口服补充维生素 D 和钙片预防骨质疏松症。

需要注意的是,针对免疫治疗相关的甲状腺功能减退和其他内分泌毒性(如糖尿病),不需要糖皮质激素治疗,但推荐使用替代性激素治疗[如左甲状腺素钠片(优甲乐)、胰岛素等]。

(三) 特殊人群的毒性管理

由于中国恶性肿瘤患者人数众多,所以合并某些特殊疾病(如自身免疫性疾病、病毒性肝炎或驱动基因敏感突变的晚期 NSCLC 等)的肺癌患者也不在少数。由于这些特殊人群存在潜在的 ICIs 治疗相关毒性或其他非预期的毒性风险,所以针对这部分人群,临床医师必须在治疗前与患者及其家属充分沟通,权衡利弊,告知潜在的毒性风险,谨慎选择 ICIs 治疗。

合并自身免疫性疾病的肺癌患者是 ICIs 治疗的潜在人群。然而,有自身免疫性疾病病史或正在接受原发病治疗的患者,有可能在接受 ICIs 治疗后出现原发病症状恶化,或出现新的免疫相关毒性,有时会危及生命(如重症肌无力等)。与 PD-1/PD-L1 抑制剂比较,CTLA-4 抑制剂导致基础自身免疫性疾病恶化的发生率更高,且症状更加严重。针对这部分患者,接受 ICIs 治疗时需要密切监测；在启动 ICIs 治疗之前，尽量把泼尼松的剂量降低到目标范围（<10mg/d）。但是，自身免疫性神经系统疾病或危及生命的其他自身免疫性疾病患者，尤其是免疫抑制药物不能控制或需要大剂量免疫抑制药物控制病情的患者，不适合 ICIs 治疗。

有病毒性肝炎病史的肺癌患者也是 ICIs 治疗的潜在人群。国内外研究一致表明，感染乙型肝炎病毒（hepatitis B virus，HBV）或丙型肝炎病毒（hepatitis C virus，HCV）的肝癌患者也可以安全使用 ICIs，且疗效与未感染患者相当。由此可以推测，有病毒性肝炎病史的肺癌患者也可以安全地接受 ICIs 治疗。在接受免疫治疗之前，应该对 HBV-DNA 或 HCV-RNA 进行检测。对于合并 HBV 感染的患者，需在 HBV-DNA 低于 2 000IU/mL 后再开始 ICIs 治疗（临床试验中常常要 HBV-DNA 低于 500IU/mL）。即使 HBV-DNA 定量不高，如果 HBsAg（+）和 / 或 HBcAb（+），也推荐在首次 ICIs 使用前开始给予抗病毒治疗（推荐核苷类似物，如恩替卡韦或替诺福韦），并定期监测 HBV-DNA 和 HBV 表面抗原和抗体。对于合并 HCV 感染者，建议在 ICIs 治疗的同时接受抗病毒治疗，并定期监测 HCV-RNA 水平。

接受造血干细胞或器官移植的肺癌患者也是 ICIs 治疗的潜在人群，特别是之前没有出现过移植物抗宿主病（graft versus host disease，GVHD）的患者，但除外需要高剂量免疫抑制剂控制病情的患者。既往接受过实体器官移植，且发生移植物排斥时有可行替代治疗方案的患者，可能是 ICIs 治疗的适应证（无移植排斥的证据且处于免疫抑制的维持治疗阶段）；先前接受过异基因干细胞移植者可能是 ICIs 治疗的适应人群。然而，有报道显示，接受 ICIs 治疗会导致 GVHD 或移植器官衰竭，因此在启动 ICIs 治疗前，需要和患者及移植外科医师讨论这些风险。

高龄肺癌患者可以谨慎地接受 ICIs 治疗。相对年轻患者而言，老年 NSCLC 患者接受 ICIs 治疗的疗效较差。CheckMate-057 研究、KEYNOTE-010 研究和 PACIFIC 研究的年龄分层结果已经显示，与 75 岁或 65 岁以下患者相比，75 岁或 65 岁以上的 NSCLC 患者从 ICIs 治疗中的获益明显降低（CheckMate-057 研究的年龄截断值为 75 岁）。在 CheckMate-171 研究中，279 名年龄 ≥ 70 岁的晚期 NSCLC 患者接受纳武利尤单抗治疗，3~4 级治疗相关的不良事件发生率为 3.9%。2019 年，一项回顾性研究比较了不同年龄（<60 岁、60~69 岁、70~79 岁和 ≥ 80 岁）的晚期 NSCLC 患者接受 PD-1/PD-L1 抑制剂治疗的疗效，发现 ≥ 80 岁的患者无论是 PFS 还是 OS 都低于其他年龄组。因此，建议高龄肺癌患者谨慎选择 PD-1/PD-L1 抑制剂治疗。考虑到 CTLA-4 抑制剂有较高的 3~4 级毒性且在肺癌中的疗效有限，故不建议老年患者选择 CTLA-4 抑制剂单药或联合治疗。

不推荐驱动基因敏感突变阳性的 NSCLC 患者一线使用 ICIs 治疗。多项研究已经表明，驱动基因敏感突变阳性的 NSCLC 患者接受 ICIs 联合分子靶向治疗虽然有较好的疗效，但是同时会产生较高的 3~4 级 irAEs，最常见和严重的是肺毒性和肝脏毒性。在 CheckMate-012 研究中，纳武利尤单抗（nivolumab）联合厄洛替尼治疗晚期 NSCLC 的 3 级毒性反应发生率为 19%。另一项研究显示，度伐利尤单抗（durvalumab）联合吉非替尼导致 3/4 级肝酶升高的发生率为 40%~70%。而 TATTON 试验中 durvalumab 联合奥希替尼组间质性肺病的发病率高达 38%，导致该方案进一步的入组终止。因此，即使 PD-L1 强表达，这类患者在一线时应该首选 TKIs 治疗，而非免疫治疗，或者 TKIs 联合 ICIs 治疗。部分 PD-L1 表达水平较高或 TMB 较高的患者，在 TKIs 治疗失败或不能耐受 TKIs 的毒性反应时，可在后线使用 ICIs 单药治疗或联合治疗。

不建议一般状况较差（PS 评分 ≥ 2）的肺癌患者接受 ICIs 治疗。在 CheckMate-171 研究中,98 名 PS 评分 ≥2 的晚期 NSCLC 患者接受纳武利尤单抗治疗,3~4 级治疗相关的不良事件发生率为 2%,安全性可控,但中位 OS 仅 5.4 个月。考虑到一般状况较差(PS 评分 ≥2)的患者接受 ICIs 治疗的获益程度有限,因此建议谨慎使用 ICIs。

(四) 重启免疫治疗的毒性管理

目前有回顾性研究认为,因为 irAEs 中断免疫治疗并不影响整体疗效,但是期待前瞻性研究提供更高级别的证据。由于 ICIs 治疗的最佳持续时间并不确定,所以在 irAEs 缓解之后何时重启免疫治疗尚无标准答案。

患者的肿瘤应答状态是决定是否重启免疫治疗的重要因子。研究发现,接受 PD-1 (±CTLA-4) 抑制剂治疗未响应的晚期 NSCLC 患者在 irAEs 缓解后,继续用药组和停止用药组相比,OS 结果有统计学差异;而应用 PD-1(±CTLA-4) 抑制剂早期有治疗响应 (PR+CR) 的患者,在 irAEs 缓解后,继续用药组和停止治疗组的 PFS/OS 结果没有统计学差异。因此,如果初始免疫治疗已经起效,这种疗效将会持续,重启免疫治疗似无必要;如果机体对免疫治疗尚无应答或者应答不充分,在 irAEs 控制之后应该尽快重启免疫治疗。此外,尚需考虑患者既往发生 irAEs 的严重程度和替代免疫治疗的可行性。

因为 irAEs 中断治疗后重启免疫治疗需小心谨慎。重启免疫治疗之后可再次发生 irAEs,一般轻于首次发生的程度。一项 482 例 NSCLC 患者接受 ICIs 治疗的研究结果显示,72 例患者出现 irAEs 而导致治疗延迟或停药,其中 38 例患者再次接受治疗,半数患者再次出现相同或新的 irAEs,但大部分患者能够恢复。还有研究表明,在重启免疫治疗之后,18%~26% 的患者仍会出现既往出现过的 irAEs(常见毒性反应包括肝炎、胰腺炎、肺炎、肾炎等,而重复出现结肠炎的可能性偏小),21%~23% 的患者会出现全新的 irAEs。因此,重启免疫治疗之后,需严密监测前面出现过的或新的 irAEs 出现。如果 irAEs 再次发作,应永久终止使用该类免疫治疗。对再次发生的 irAEs 处理原则同前。

此外,如果既往出现过重度或威胁生命的 irAEs,尤其是 3~4 级的心脏、肺和神经毒性,必须永久停止此类免疫治疗;如果既往出现过中度 irAEs,建议永久停止此类免疫治疗。在这些 irAEs 完全控制之后,重启免疫治疗时应尽量选择不同类型的免疫治疗药物(如将 CTLA-4 抑制剂改为 PD-1/PD-L1 抑制剂)。

除了少数例外情况,当 2 级 irAEs 经处理之后降为 ≤1 级时,即可考虑重启免疫治疗。在此情况下,极少数患者不能完全停止服用激素,只要泼尼松每天使用剂量 ≤10mg(或相同剂量水平的其他激素)且同时没有服用其他免疫抑制剂,即可开始重启免疫治疗。

因为不同器官的 irAEs 暂停后重启免疫治疗的注意事项稍有不同,故在重启因为 irAEs 暂停的免疫治疗之前,应酌情请专科医师会诊。因为不同器官的 irAEs 暂停后免疫治疗的指征也不完全一样。例如胃肠道毒性:当使用 PD-1/PD-L1 抑制剂导致的 2~3 级结肠炎降至 ≤1 级时,可以重启免疫治疗;而在使用 CTLA-4 抗体时,只要出现 ≥2 级的 irAEs,就应永久停止此类药物的治疗。再如肺毒性:在发生需要停止免疫治疗的进行性 1 级肺炎时,如果有改善的影像学证据,则可重启免疫治疗;当出现的 2 级肺炎恢复至 ≤1 级时,即可重启免疫治疗。

(五) 重视危重型或难治性 irAEs 的管理

轻度 irAEs 和大部分 G3~4 irAEs 经过早期激素治疗后可控制良好,部分患者可再次接受 ICIs 治疗。但是,仍有一小部分 irAEs 临床表现严重或不能通过激素有效控制,后续可能因 irAEs 未控、激素继发的不良反应或原发肿瘤进展等危及生命。这就是所谓的危重型或难治性 irAEs。危重型或难治性 irAEs 的治疗目前存在许多问题：危重型 irAEs 的处理原则较少且笼统；难治性 irAEs 的处理原则缺乏共识并且定义不清楚，没有将"难治性 irAEs"这一临床确实存在的情况作为一种特殊的 irAEs 进行阐述和推荐。由于部分危重型或难治性 irAEs 具有潜在的致死性，且目前尚未找到预测 irAEs 的生物标志物，因此，只有克服危重型或难治性 irAEs 才能确实提高 irAEs 的管理成功率。

危重型或难治性 irAEs 的管理原则如下：推荐糖皮质激素作为大多数 irAEs 的一线治疗；对于 ≥G3 irAEs 的患者，尤其是影响到心脏、肺、肝脏、结肠和神经肌肉系统的 irAEs，建议进行免疫组织病理学检测，同时展开针对 irAEs 发病机制的系统分析，为后续的 irAEs 靶向治疗提供初步指导；同时，irAEs 应强调 MDT 管理。然而在实际工作中，医师很难拿到免疫组织病理学依据，故推荐"降阶梯治疗"，即在一线使用时联用激素和免疫抑制剂（表 3-2），之后根据症状缓解情况逐步减少药物使用种类和剂量。

在糖皮质激素无效（≥3d 症状仍持续）的情况下可以考虑：①联用丙种球蛋白。该药通过被动免疫中和抗原起到抗炎作用，不良反应少，尤其适用于感染不能完全去除的患者；推荐用法为 0.4g/（kg·d），连用 3~5d，必要时 21~28d 可重复使用。②升级使用糖皮质激素，即将现有的毒性分级提高一个级别，并使用相应剂量的激素。③停用糖皮质激素，使用其他免疫抑制剂。

通常，在临床治疗中应该尽量避免反复使用大剂量激素。但以下情况可以考虑使用：严重的心脏毒性；严重的神经毒性［如急性炎症性脱髓鞘性多发性神经病（简称格林 - 巴利综合征）、免疫相关性脑炎、横断性脊髓炎等］；严重的复合 / 多重毒性。同时，临床医师应该关注使用大剂量激素继发的血糖升高、细菌和病毒等感染，建议在免疫抑制治疗开始前进行结核和病毒性肝炎检测，必要时采取适当的抗菌、抗病毒等预防措施。

表 3-2　不同种类免疫抑制剂的作用机制、代表药物以及主要不良反应

药物种类	作用机制	药物	不良反应
糖皮质激素	广谱抑制细胞免疫和体液免疫	醋酸泼尼松、醋酸泼尼松龙、泼尼松龙、氢化可的松、地塞米松	骨质疏松、溃疡、糖尿病、高血压、感染
生物类制剂	抑制细胞因子 / 整合素抗体	英夫利西单抗（抑制 TNF-α）、维多珠单抗（抑制整合素）、托珠单抗（抑制 IL-6）、巴利昔单抗（抑制 IL-2）、抗 IL-17、抗 IL-23 抗体	过敏反应、感染、肝脏损伤
细胞毒类	抑制 T 细胞核酸和蛋白合成	MMF、MTX、CTX	骨髓抑制、感染
钙调磷酸酶抑制剂	抑制 T 细胞活化因子 IL-2 产生	环孢素、他克莫司	不良反应小，需监测浓度
生物类制剂	直接抑制 T 细胞免疫功能抗体	抗胸腺细胞球蛋白（antithymocyte globuin，ATG）、CTLA-4 激动剂（CD28 单抗、阿巴西普）、抗 CD52 抗体（阿伦单抗）	过敏、过热、感染、白细胞和血小板降低、关节痛
生物类制剂	直接抑制 B 细胞功能抗体	CD20 单抗（利妥昔单抗）	过敏、感染

（章必成）

第二节　常见肺癌免疫治疗相关
毒性反应及精准管理

irAEs 是由于免疫治疗对免疫系统的激活而产生的非特异性反应,可累及全身几乎所有组织器官。根据常见作用的靶器官不同,ESMO 发布的指南和 SITC 发布的共识将其分为常见毒性反应和罕见毒性反应。但是临床实践发现,所谓的"罕见毒性"并不罕见,所以 ASCO 和 NCCN 分别发布的指南并未区分常见和罕见毒性反应,而《CSCO 免疫检查点抑制剂相关的毒性管理指南(2019)》将其分为常见毒性反应和少见毒性反应。其中,常见毒性反应主要包括皮肤毒性、内分泌毒性、肝脏毒性、胃肠毒性(腹泻/结肠炎)、肺毒性(肺炎)和类风湿性/骨骼肌毒性等,而少见毒性反应则主要包括心脏、血液、肾脏、神经、眼、口腔和耳毒性等。除了上述毒性之外,NCCN 指南(2021 年 V1 版)还关注了输注反应和疲乏。

关于危重及难治性(或致死性)irAEs 的研究,总体上比较缺乏。研究显示,接受 ICIs 单药治疗的患者,90% 会出现不同程度的毒性反应。大多数为轻到中度,但严重或危及生命的毒性也时有发生,包括致死性肠炎、肺炎、脑炎、毒性表皮溶解症、心肌炎和 1 型糖尿病等。致死性毒性反应通常在联合治疗或 PD-1 抑制剂单药治疗的早期发生,症状发作至死亡的中位时间为 32d。PD-1/PD-L1 抑制剂毒性相关死亡的原因常见于肺炎、肝脏毒性和神经毒性等,PD-1 抑制剂与伊匹木单抗(ipilimumab)联合治疗导致的死亡原因多为结肠炎和心肌炎等。

本节内容主要参考《CSCO 免疫检查点抑制剂相关的毒性管理指南(2019)》,虽然来源于各瘤种的临床数据,但同样适用于肺癌的 ICIs 治疗。

一、常见肺癌免疫治疗相关毒性反应精准管理

(一)皮肤毒性

ICIs 相关皮肤毒性反应是 CTLA-4 和 PD-1 抑制剂导致最常见的不良事件,包括斑丘疹/皮疹、瘙痒、起疱和白癜风等。皮肤毒性通常发生在免疫治疗的早期,在治疗后数天或数周后都有可能出现,也可能延迟至治疗数月之后。多数皮肤毒性可以通过适当的干预获得治愈而不影响 ICIs 的继续使用,但这需要临床医师早期发现并及时处理。如果发生 4 级皮肤毒性,如重症多形性红斑(Stevens-Johnson syndrome)、中毒性表皮坏死松解症(toxic epidermal necrolysis,TEN)、伴嗜酸性粒细胞增多和系统症状的药疹(drug reaction with eosinophilia and systemic symptoms)或急性发热性嗜中性皮肤病(acute febrile neutrophilic dermatosis,Sweet syndrome)等,应该永久终止使用 ICIs。强调一点,处理斑丘疹/皮疹时推荐局部短期使用强效糖皮质激素,而不是长期使用弱效糖皮质激素(表 3-3)。

表 3-3 皮肤毒性的精准管理

分级	描述	精准管理
斑丘疹 / 皮疹		
G1	斑疹 / 丘疹区域<10% 全身 BSA，伴或不伴症状（如瘙痒、灼痛或紧绷）	继续 ICIs 治疗；局部使用润肤剂；口服抗组胺药物；使用中等强度的糖皮质激素（局部外用）；必要时查血常规、肝肾功能
G2	斑疹 / 丘疹区域占 10%~30% 全身 BSA，伴或不伴症状（如瘙痒、灼痛或紧绷）；日常使用工具受限	局部使用润肤剂；口服抗组胺药；使用强效的糖皮质激素外用和 / 或泼尼松，0.5~1mg/（kg·d）；考虑暂停 ICIs 治疗；必要时查血常规、肝肾功能；考虑转诊至皮肤科并行皮肤活检
G3	斑疹 / 丘疹区域>30% 全身 BSA，伴或不伴症状（如红斑、紫癜或表皮脱落）；日常生活自理受限	暂停 ICIs 治疗；使用强效的糖皮质激素外用，泼尼松 0.5~1mg/（kg·d）［如无改善，剂量可增至 2mg/（kg·d）］；考虑住院治疗；请皮肤科急会诊；皮肤活检；必要时查血常规、肝肾功能
瘙痒		
G1	轻微或局限	继续 ICIs 治疗；口服抗组胺药；使用中效的糖皮质激素外用；必要时查血常规、肝肾功能
G2	强烈或广泛，间歇性，抓挠致皮肤受损（如水肿、丘疹、脱屑、苔藓化、渗出 / 结痂）；日常使用工具受限	在加强止痒治疗下可继续 ICIs 治疗；使用强效的糖皮质激素外用；口服抗组胺药；某些严重患者可考虑停用 ICIs；考虑转诊至皮肤科；必要时查血常规、肝肾功能
G3	强烈或广泛，持续性；日常生活自理明显受限或影响睡眠	暂停 ICIs 治疗；泼尼松 / 甲泼尼龙，0.5~1mg/（kg·d）；口服抗组胺药；γ- 氨基丁酸激动剂（加巴喷丁、普瑞巴林）；难治性瘙痒可考虑给予阿瑞匹坦或奥马珠单抗（如血 IgE 水平升高）；皮肤科急会诊；查血清 IgE 和组胺；必要时查血常规、肝肾功能；必要时取活检
大疱性皮炎 / 重症多形性红斑 / 中毒性表皮坏死松解症		
G1	无症状，水疱区域<10% 全身 BSA	暂停 ICIs 治疗；使用强效的糖皮质激素外用；皮肤科急会诊；血常规、肝肾功能、电解质、CRP 检查
G2	水疱覆盖 BSA 占 10%~30%，伴疼痛；日常使用工具受限	暂停 ICIs 治疗，直至毒性<G1；泼尼松 / 甲泼尼龙，0.5~1mg/（kg·d）；血常规、肝肾功能、电解质、CRP 检查；皮肤科急会诊
G3	水疱覆盖 BSA>0%，日常生活自理明显受限；重症多形性红斑或中毒性表皮坏死松解症	永久停用 ICIs 治疗；泼尼松 / 甲泼尼龙，1~2mg/（kg·d）；需要住院治疗，有指征者入住 ICU 监护或烧伤病房；请皮肤科、眼科、泌尿科急会诊；血常规、肝肾功能、电解质、CRP、补体等相关炎症因子检查；必要时皮肤活检
G4	水疱覆盖 BSA>30%，合并水、电解质紊乱；致死性重症多形性红斑或中毒性表皮坏死松解症	

BSA：体表面积（body surface area）；CRP：C 反应蛋白（C-reactive protein）；ICU：重症监护病房（intensive care unit）。

【危重型或难治性皮肤毒性】

根据现有的国内外指南／共识,斑丘疹／皮疹、瘙痒及反应性皮肤毛细血管增生症分为 3 个级别,无 G4 毒性,未考虑难治性 irAEs 的情况。危重型皮疹定义为大疱性皮炎、重症多形性红斑／中毒性表皮坏死松解症和伴嗜酸性粒细胞增多和系统症状的药疹,多为 G3~G4,并可同时出现。如果患者发生此种 irAEs,应永久停用 ICIs,并给予泼尼松／甲泼尼龙 1~2mg/(kg·d)治疗。

在真实世界中,银屑病、血管炎伴紫癜性皮疹等均可呈危重型或难治性。在治疗药物中,糖皮质激素是首选;硫唑嘌呤、吗替麦考酚酯、氨甲蝶呤、四环素类抗生素、达普松和烟酰胺可以作为激素的替代药物。对急性期严重银屑病,可以考虑英夫利西单抗、IL-1 阻断剂、IL-23、IL-17 和 IL-12 单抗等;皮肤血管炎推荐使用 CD20 单抗。

(二) 内分泌毒性

ICIs 相关内分泌毒性包括甲状腺功能异常(主要是甲状腺功能减退、甲状腺功能亢进和甲状腺炎等)、垂体炎(包括中枢性甲状腺功能减退、中枢性肾上腺功能不足和低促性腺激素引起的性腺功能减退症等)、原发性肾上腺功能减退、高血糖／糖尿病、高钙血症和甲状旁腺功能减退等。ICIs 引起的甲状腺功能异常很少超过 G2,通过及时检查以及对症或替代治疗,极少引起致死性甲状腺危象。垂体炎是伊匹木单抗(ipilimumab)导致的常见内分泌毒性,但如果没有及时发现或者尽早干预,可能导致致死性的严重后果。从目前临床研究看,1 型糖尿病以及原发性肾上腺皮质功能减退并不多见,但通过临床医师密切观察以及对症处理,通常可以鉴别并及早干预(表 3-4)。

表 3-4　内分泌毒性的精准管理

毒性反应	精准管理
甲状腺功能减退	
G1:无症状,只需临床或诊断性检查	继续 ICIs 治疗;监测 TSH 及游离 T_4,每 4~6 周 1 次;不需要治疗;如确诊为中枢性甲状腺功能减退,参照垂体炎治疗
G2:有症状,需行甲状腺激素替代疗法;日常使用工具受限 G3:严重症状,个人自理能力受限 G4:危及生命,需要紧急干预	继续 ICIs 治疗;监测 TSH 及游离 T_4,每 4~6 周 1 次;若 TSH 升高(>10μIU/mL),需补充甲状腺素;请内分泌科会诊;G3 或以上者,需要住院治疗;如确诊为中枢性甲状腺功能减退,参照垂体炎治疗
甲状腺功能亢进	
G1:无症状,只需临床或诊断性观察,暂不需治疗 G2:有症状,需要行甲状腺激素抑制治疗;日常使用工具受限 G3:严重症状,个人自理能力受限,需要住院治疗 G4:危及生命,需要紧急干预	继续 ICIs 治疗;如果有症状,口服普萘洛尔、美替洛尔或者阿替洛尔,4~6 周后复查甲状腺功能,如果已经缓解,不需要进一步治疗;如果 TSH 仍然低于正常值,游离 T_4／总 T_3 升高,建议行 4h 或 24h 摄碘率检查以明确是否有甲状腺功能亢进症或毒性弥漫性甲状腺肿(格雷夫斯病)等;甲状腺功能亢进通常会发展为甲状腺功能减退,故建议检测 TSH 水平,如果 TSH>10μIU/mL,则开始补充甲状腺素

续表

毒性反应	精准管理
垂体炎	暂停 ICIs 治疗,直至急性症状缓解;如果伴有临床症状,可予甲泼尼龙 / 泼尼松,1~2mg/(kg·d);根据临床指征给予相应激素替代治疗;请内分泌科会诊
原发性肾上腺功能减退	暂停 ICIs 治疗;在给予其他激素替代治疗之前,首先给予皮质类固醇以避免肾上腺危象;类固醇替代治疗:氢化可的松 20mg am,10mg pm,然后根据症状缓慢滴定剂量,或泼尼松初始剂量 7.5mg 或 10mg,然后酌情减少至 5mg,1 次 /d 和氟氢可的松以 0.1mg 的剂量开始给药,隔天 1 次,然后根据血压、症状、下肢水肿和实验室检查结果进行增减;如果血流动力学不稳定,则需住院治疗,并开始给予高剂量 / 应激剂量的类固醇;症状严重(低血压)的患者可能需要大量补液;请内分泌科会诊;动态评估血皮质醇、生化、血清肾素水平
高血糖 / 糖尿病	
G1:空腹血糖<8.9mmol/L G2:空腹血糖 8.9~13.9mmol/L G3:空腹血糖 13.9~27.8mmol/L,需要住院治疗 G4:空腹血糖>27.8mmol/L,危及生命	新发高血糖且空腹血糖<11.1mmol/L,和 / 或 2 型糖尿病病史且不伴酮症酸中毒(diabetic ketoac-idosis,DKA),建议:继续 ICIs 治疗,期间动态监测血糖,调整饮食和生活方式,按相应指南给予药物治疗 新发空腹血糖>11.1mmol/L 或随机血糖>13.9mmol/L 或 2 型糖尿病病史伴空腹 / 随机血糖>13.9mmol/L,建议:①完善血 pH、基础代谢组合检查、尿或血浆酮体、β- 羟基丁酸等,如果患者有症状和 / 或血糖持续无法控制,请内分泌科会诊;②如果尿或血酮体 / 阴离子间隙阳性,查 C- 肽、抗谷氨酸脱羧酶抗体、抗胰岛细胞抗体;③ DKA 检查阴性时,处理同"新发高血糖症且空腹血糖<11.1mmol/L";④ DKA 检查阳性时暂停 ICIs 治疗,住院,请内分泌科会诊,并行 DKA 管理,在住院治疗团队和 / 或内分泌专家的指导下使用胰岛素

TSH:促甲状腺激素(thyroid stimulating hormone);T$_4$:甲状腺素(thyroxine)。

【危重型或难治性内分泌毒性】

对甲状腺、肾上腺、垂体和胰腺等炎症以及胰腺受累引发的高血糖,均未推荐使用激素,G4 毒性均未涉及停药,恢复至 G1 后可再次挑战 ICIs。胰岛、肾上腺功能无法完全恢复,需终生使用替代治疗;部分患者性腺、甲状腺功能有可能恢复。ipilimumab 治疗者需高度警惕垂体炎。对腮腺炎和唾液腺炎,尚无相应的处理意见。

(三)肝脏毒性

ICIs 相关肝脏毒性主要表现为谷丙转氨酶(glutamic-pyruvic transaminase,GPT)和 / 或谷草转氨酶(glutamic-oxaloacetic transaminase,GOT)升高,伴或不伴有胆红素升高。一般无特征性的临床表现,有时伴有发热、疲乏、食欲下降、早饱等非特异性症状,胆红素升高时可出现皮肤巩膜黄染、茶色尿等。ICIs 相关肝脏毒性可发生于首次使用后任意时间,最常出现在首次用药后 8~12 周。诊断 ICIs 相关肝脏毒性需排除活动性病毒性肝炎、其他疾病导致的肝脏损伤(如脂肪肝、酒精性脂肪肝等)、其他药物导致的肝损伤、自身免疫性肝炎、肝脏原发肿瘤或肝转移瘤进展等。在治疗上,应首先减少或停用引起肝脏损伤的药物,同时使用以糖皮质激素为主的药物,必要时辅以护肝药物。糖皮质激素治疗后换用吗替麦考酚酯,如效果仍不佳,可选加用他克莫司。英夫利西单抗因其自身潜在的肝脏毒性,不建议用于治疗ICIs 相关肝脏损伤(表 3-5)。

表 3-5 肝脏毒性的精准管理

分级	描述	精准管理
G1	GOT 或 GPT<3 倍 ULN,总胆红素<1.5 倍 ULN	继续 ICIs 治疗;每周监测 1 次肝功能,如肝功能稳定,适当减少监测频率
G2	GOT 或 GPT3~5 倍 ULN,总胆红素 1.5~3 倍 ULN	暂停 ICIs 治疗;泼尼松 0.5~1mg/kg 口服,如肝功能好转,缓慢减量,总疗程至少 4 周;泼尼松剂量减至 ≤10mg/d,且肝脏毒性 ≤G1,可重启 ICIs 治疗;每 3d 检测 1 次肝功能;可选择肝脏活检
G3	GOT 或 GPT5~20 倍 ULN,总胆红素 3~10 倍 ULN	建议停用 ICIs 治疗;泼尼松剂量减至 ≤10mg/d,且肝脏毒性 ≤G1,可重启 ICIs 治疗;每 1~2d 检测 1 次肝功能;3d 后如肝功能无好转,考虑加用吗替麦考酚酯(500~1 000mg,2 次 /d);如果吗替麦考酚酯效果仍不佳,可选加用他克莫司;请肝病专家会诊;进行肝脏 CT 或超声检查,考虑肝脏活检
G4	GOT 或 GPT>20 倍 ULN,总胆红素>10 倍 ULN	建议永久停用 ICIs 治疗;静脉使用甲泼尼龙 1~2mg/kg,待肝脏毒性降至 G2 后,可等效改换为口服泼尼松并继续缓慢减量,总疗程至少 4 周;3d 后如肝功能无好转,考虑加用吗替麦考酚酯(500~1 000mg,2 次 /d);不推荐使用英夫利西单抗

ULN: 正常上限(upper limit of normal)。

【危重型或难治性肝脏毒性】

国内外各指南 / 共识对肝脏毒性的分级标准不完全一致。ESMO、NCCN 和 ASCO 指南未将胆红素升高纳入分级标准之内;SITC 的 G4 毒性标准较低;CSCO 相对全面,并要求在 irAEs 缓解不满意时行病毒性肝炎检查。出现危重型或难治性肝脏毒性时,推荐糖皮质激素、吗替麦考酚酯和他克莫司相继使用。疗效不佳时,观察窗口期为 2~3d。ATG 可作为激素无效时的推荐治疗,但不推荐或谨慎推荐使用英夫利西单抗。

建议重视 GPT/GOT 比值变化,它可能反映是否存在肝脏以外的损伤。当胆酶分离往往提示肝功能极度恶化、危及生命,但是在 irAEs 的范畴内是否具有相同的临床意义尚不清楚。已有 IL-6 单抗、CD20 单抗、小剂量英夫利西单抗成功治疗免疫相关性肝炎的案例。

(四)胃肠毒性(腹泻 / 结肠炎)

胃肠毒性主要表现为腹泻 / 结肠炎、淀粉酶 / 脂肪酶升高、急性胰腺炎等,是 ICIs 治疗最常见的毒性之一。G3~G4 胃肠毒性是导致 ICIs 治疗中断的常见原因。CTLA-4 抑制剂相关胃肠毒性的发生风险远远高于 PD-1/PD-L1 抑制剂,并且可发生于治疗过程中的任意时间,甚至治疗结束后数个月,因此需要特别引起重视。PD-1/PD-L1 抑制剂相关胃肠毒性发生的中位时间为用药后 3 个月。以上两类药物的联合使用会提高胃肠毒性的发生风险,并且导致发生时间提前。大部分 ICIs 引起的胃肠毒性均能得到很好的控制(表 3-6)。

表 3-6　胃肠毒性(腹泻/结肠炎)的精准管理

分级	描述	精准治疗
G1	无症状,只需临床或诊断性观察(1 级腹泻,频率 ≤4 次/d)	血常规、肝肾功能、电解质、甲状腺功能、和粪便检查;可继续 ICIs 治疗,必要时口服补液、止泻药物对症处理;避免高纤维/乳糖饮食
G2	腹痛,大便黏液或带血(2 级腹泻,频率 4~6 次/d)	化验检查同上;有结肠炎体征者建议行胃肠 X 线检查,结肠镜检查;暂停 ICIs 治疗;不需要等待结肠镜检查即可开始激素治疗:口服泼尼松 1mg/(kg·d),如 48~72h 激素治疗无改善或加重,增加剂量至 2mg/(kg·d);考虑加用英夫利西单抗
G3~G4	G3:剧烈腹痛,大便习惯改变,需要药物干预治疗,腹膜刺激征(3 级腹泻,频率 ≥7 次/d); G4:症状危及生命,需要紧急干预治疗	化验检查同上;有结肠炎体征推荐腹盆腔增强 CT,结肠镜检查;每天复查血常规、肝肾功能和电解质、CRP;饮食指导(禁食、流食、全肠外营养);G3 者暂停 ICIs 治疗,G4 者永久停用 ICIs 治疗;不需要等待结肠镜检查即可开始激素治疗:静脉甲泼尼松龙 2mg/(kg·d);如 48h 激素治疗无改善或加重,在继续应用激素的同时考虑加用英夫利西单抗,如果英夫利西单抗耐药,考虑维多珠单抗

【危重型或难治性腹泻/结肠炎】

CSCO 指南指出,G3~G4 腹泻不需要等待肠镜即可开始激素,如 48h 激素无效考虑加用英夫利西单抗;如果仍无效,可考虑 α4β7 整合素拮抗剂维多珠单抗,少有建议吗替麦考酚酯。ESMO 和 CSCO 指南均不排斥止泻药,其他指南对止泻药未做相关建议。

对于严重肠炎,英夫利西单抗+激素可考虑作为一线选择,对于长期使用激素效差的难治性腹泻/结肠炎需要尽快进行肠镜,首先排除感染,如巨细胞病毒(cytomegalovirus)和难辨梭状芽孢杆菌等继发感染。对于难治性腹泻/结肠炎尤其是英夫利西单抗效不佳时,可以尝试使用 IL-6 抑制剂、环孢霉素、那他珠单抗、IL-1 抑制剂、IL-17 单抗、IL-23 单抗及 IL-2 单抗等。为降低不良反应发生及激素使用,关于 ICIs 与英夫利西单抗同时给药的临床试验正在开展(TICIMEL,NCT03293784)。

(五) 肺毒性(肺炎)

ICIs 相关肺毒性(肺炎)是一种常见且有致命威胁的严重不良事件,主要为肺炎,可能在任何时间发生,但是与其他 irAEs 相比,肺炎发生的时间相对较晚,中位发生时间在 2.8 个月左右,而联合治疗的患者肺炎发病时间较早。在所有肺炎病例中,72% 的患者为 G1~G2。与甲状腺炎和肝炎等自限性免疫反应不同,大部分的免疫相关性肺炎需要糖皮质激素或免疫抑制剂治疗(表 3-7)。超过 85% 的免疫相关性肺炎可以通过停药和免疫抑制治疗得到缓解或治愈,但是有 10%~15% 的患者使用激素治疗之后得不到缓解。与单药 ICIs 相比,联合 ICIs 治疗导致的免疫相关性肺炎恢复时间更长。

表 3-7　肺毒性（肺炎）的精准管理

分级	描述	精准治疗
G1	无症状，局限于单个肺叶或<25%的肺实质	基线检查：胸部 CT、血氧饱和度、血常规、肝肾功能、电解质、甲状腺功能、ESR、肺功能。考虑在 3~4 周后复查胸部 CT 及肺功能，如影像学好转，密切随访并恢复治疗；如影像学进展，升级治疗方案，暂停 ICIs 治疗；如影像学无改变，考虑继续治疗并密切随访直至出现新的症状。酌情痰液检查排除病原体感染；每 2~3d 进行自我症状监测，复查血氧饱和度；每周复诊，跟踪症状变化、胸部体检、重复血氧饱和度及胸部 CT
G2	出现新的症状或症状恶化，包括呼吸短促、咳嗽、胸痛、发热和缺氧；涉及多个肺叶且达到 25%~50% 的肺实质，影响日常生活，需要使用药物干预治疗	行胸部 CT，血常规、肝肾功能、电解质、肺功能分析；暂停 ICIs 治疗，直至降至 ≤G1。静脉滴注甲泼尼龙，1~2mg/(kg·d)，治疗 48~72h 后，若症状改善，激素在 4~6 周内按照每周 5~10mg 逐步减量；若症状无改善，按 G3~G4 反应治疗；如不能完全排除感染，需考虑加用经验性抗感染治疗。3~4 周后复查胸部 CT，如临床症状和影像学缓解至 ≤G1，免疫药物可在评估后使用；行鼻拭子、痰培养及药敏、血培养及药敏、尿培养及药敏等检查排除病原体感染；每 3d 监测 1 次：病史和体格检查、血氧饱和度（静止和活动状态下）；每周复查胸部 CT、血液检查、肺功能；酌情行支气管镜或支气管镜肺泡灌洗，不典型病变部位考虑活检
G3	严重的新发症状，累及所有肺叶或>50% 肺实质，个人自理能力受损，需吸氧，需住院治疗	行胸部 CT，血常规、肝肾功能、电解质、肺功能分析；永久停用 ICIs 治疗，住院治疗；如果尚未完全排除感染，需经验性抗感染治疗；必要时请呼吸科或感染科会诊；静脉滴注甲泼尼龙，2mg/(kg·d)，酌情行肺通气治疗；激素治疗 48h 后，若临床症状改善，继续治疗至症状改善至 ≤G1，然后在 4~6 周内逐步减量；若无明显改善，可考虑接受英夫利西单抗(5mg/kg)静脉滴注，或吗替麦考酚酯，1g/次，2 次 /d，或静脉注射免疫球蛋白。行鼻拭子、痰培养、血培养、尿培养等检查排除病原体感染；行支气管镜或支气管镜肺泡灌洗，不典型病变部位考虑活检
G4	危及生命的呼吸困难、ARDS，需要插管等紧急干预措施	

CT：计算机断层扫描（computer tomography）；ESR：红细胞沉降率（erythrocyte sedimentation rate）；ARDS：急性呼吸窘迫综合征（respiratory distress syndrome）。

【危重型或难治性肺毒性】

针对 G3 及以上肺炎，可经验性使用抗生素，并同时给予静脉糖皮质激素治疗。但临床上仍有 10%~15% 患者对激素不敏感，治疗 2d 无好转可加用免疫抑制剂，如英夫利西单抗、吗替麦考酚酯或环磷酰胺等；也可使用免疫球蛋白、IL-6 抑制剂等，必要时给予 ICU 支持。推荐常规进行支气管镜检查，不仅可以纠正经验治疗的偏差，而且有望查清可能存在的病原菌。

二、少见肺癌免疫治疗相关毒性反应精准管理

（一）神经毒性

ICIs 相关神经毒性主要包括重症肌无力、急性炎症性脱髓鞘性多发性神经病（格林 -巴利综合征）、周围神经病变、无菌性脑膜炎、脑炎和横断性脊髓炎等。大多数神经毒性为

G1~G2 非特异性症状,G3~G4 及以上神经毒性的发生率<1%,中位发生时间 6 周。诊断 ICIs 相关神经毒性需要排除其他病因导致的中枢和周围神经系统症状,如肿瘤进展、中枢神经系统转移或感染、糖尿病神经病变或维生素 B$_{12}$ 缺乏等,因此需要详细询问病史、进行脑磁共振、脑脊液检查及全面神经系统检测,如有必要可行活检明确诊断。患者发生 ICIs 相关性神经毒性时,建议尽早请神经内科会诊,必要时转科治疗。治疗方案以糖皮质激素、丙种球蛋白等为主。现以重症肌无力为例简介其精准管理(表 3-8)。

表 3-8　重症肌无力的精准管理

分级	描述	精准管理
G1	无	无
G2	重症肌无力严重程度评分 1~2 级,症状影响日常生活活动	暂停 ICIs;溴吡斯的明 30mg/ 次,3 次 /d,可逐渐将剂量增加至 120mg/ 次,4 次 /d;可以给予泼尼松 1~1.5mg/(kg·d) 口服
G3~G4	重症肌无力严重程度评分 3~4 级,生活不能自理,日常生活需要帮助并可能危及生命	永久停止 ICIs;住院治疗,并请神经科会诊;甲泼尼龙起始量为 1~2mg/(kg·d),根据病情调整剂;避免使用可能加重肌无力的药物;免疫球蛋白 0.4g/(kg·d) 或血浆置换,连续 5d;注意肺功能、神经系统症状

【危重型或难治性神经毒性】

建议糖皮质激素与免疫球蛋白或血浆置换联用,可反复使用,即 21~28d 1 次,行 3~4 次。国内外指南除了对无菌性脑膜炎有 CD20 单抗推荐外,其余均未推荐免疫抑制剂。但在临床实践中,亚急性和慢性炎症性脱髓鞘性多发性神经根神经炎、重症肌无力、脑炎、无菌性脑膜炎等均有从免疫抑制剂(IL-1 受体抑制剂,IL-6 受体抑制剂和 CD20 单抗)中获益的成功报道;脑炎和无菌性脑膜炎可应用 IL-1 受体抑制剂和 CD20 单抗。

(二)血液毒性

ICIs 相关血液毒性主要包括自身免疫性溶血性贫血、再生障碍性贫血、免疫性血小板减少症、白细胞减少症、粒细胞减少症和获得性血友病等。由于肿瘤及其并发症、其他抗肿瘤治疗均可导致血细胞减少,因此在诊断 ICIs 相关血液毒性时应排除这些因素。目前,针对 ICIs 相关血液毒性的最佳治疗方案仍不明确,因此建议及时请血液科会诊。治疗方案以糖皮质激素、丙种球蛋白和其他免疫抑制剂等为主。现以自身免疫性溶血性贫血为例简介其精准管理(表 3-9)。

表 3-9　自身免疫性溶血性贫血的精准管理

分级	描述	精准管理
G1	Hb 正常下限 ~100g/L	继续 ICIs,同时密切随访
G2	Hb 100~80g/L	暂停或者永久停用 ICIs;使用泼尼松 0.5~1mg/(kg·d)
G3	Hb<80g/L,考虑输血	永久停用 ICIs;泼尼松 1~2mg/(kg·d);输注红细胞,使非心脏病患者 Hb 达到 70~80g/L;叶酸,1mg/d;根据患者情况确定是否请血液科会诊
G4	危及生命,需要紧急治疗	永久停用 ICIs;请血液科会诊;泼尼松 1~2mg/(kg·d),如果无效或恶化,给予免疫抑制剂,如利妥昔单抗、免疫球蛋白、环孢素和吗替麦考酚酯等;输注红细胞

Hb:血红蛋白(hemoglobin)。

【危重型或难治性血小板减少】

ESMO、NCCN、ASCO 指南未涉及免疫性血小板减少症，SITC 提及病名但无处理建议，只有 CSCO 指南有较详细的描述：G3 以上毒性时暂停 ICIs，予泼尼松 1~2mg/（kg·d）口服，如果无缓解或者恶化，继续使用泼尼松，联合免疫球蛋白 1g/kg，并根据需要重复使用；可考虑使用 CD20 单抗、血小板生成素受体激动剂艾曲波帕等。

（三）肾脏毒性

ICIs 引起的肾损伤一般在开始 PD-1 抑制剂治疗后的 3~10 个月出现，然而 CTLA-4 抑制剂相关的肾损伤出现时间更早，一般发生在 ICIs 治疗后的 2~3 个月。在每次使用 ICIs 之前，都应该检测电解质和肾功能，并且通过停用肾脏毒性药物、排除感染和尿路梗阻以及纠正低血容量来达到早期控制肾功能不全的目的。当鉴别诊断困难时，肾活检也可辅助诊断。当发生严重的肾功能不全时，应停用 ICIs 并考虑给予糖皮质激素治疗，请肾内科会诊，必要时应转至肾脏病专科治疗（表 3-10）。

表 3-10　肾脏毒性的精准管理

分级	描述	精准管理
G1	无症状或轻度症状，仅有临床观察或诊断所见；肌酐水平增高>26.5μmol/L，肌酐 1.5~2 倍 ULN	继续 ICIs 但是寻找可能的原因，不需要干预；每 3~7d 复查肌酐和尿蛋白
G2	中度症状；影响工具性日常生活活动；肌酐 2~3 倍 ULN	暂停 ICIs，需要局部的或非侵入干预；每 3~7d 复查肌酐和尿蛋白；请肾内科会诊；排除导致肾衰竭的其他原因，给予泼尼松 0.5~1mg/（kg·d）；如果降至 G1，推荐应用 ICIs
G3	重症或临床症状明显，不会立即危及生命；致残；影响个人日常生活活动；肌酐>3 倍 ULN 或>353.6μmol/L	永久停用 ICIs，需要住院治疗或延长住院时间；每 24h 监测肌酐和尿蛋白；请肾内科会诊；给予泼尼松/甲泼尼龙，1~2mg/（kg·d）；若使用激素 1 周后仍>G2，可考虑加用硫唑嘌呤、环磷酰胺、环孢霉素、英夫利西单抗或霉酚酸
G4	危及生命	永久停用 ICIs，需要紧急干预；每 24h 监测肌酐和尿蛋白；请肾内科会诊；给予泼尼松/甲泼尼龙 1~2mg/（kg·d），若使用激素 1 周后仍>G2，可考虑加用硫唑嘌呤、环磷酰胺、环孢霉素、英夫利西单抗或霉酚酸；透析

ULN：正常上限。

【危重型或难治性肾脏毒性】

对于 G3 肾脏毒性，应永久停用 ICIs，每 24h 监测肌酐和尿蛋白，予泼尼松/甲泼尼龙 1~2mg/（kg·d）治疗；若 1 周后仍>G2，可考虑加用硫唑嘌呤、环磷酰胺、环孢霉素、英夫利西单抗或吗替麦考酚酯等。对 G4 毒性危及生命者，需急诊透析。同时，需除外脱水、近期静脉造影、尿路感染、药物、低血压或高血压等原因，尽早考虑肾活检。

此外，还应注意辨别急进性肾小球肾炎、免疫介导的肾炎、免疫相关肾衰竭、肾病综合征等不同类型肾损伤，并进行相应治疗。在鉴别诊断时，还应除外膀胱受累。肾脏损伤的发生率较低，尚无更多的病例报道和积累，在免疫抑制剂方面，除英夫利西单抗尚无其他推荐。

（四）心脏毒性

ICIs 相关心脏毒性包括心肌病变（如心肌炎、扩张型心肌病和应激性心肌病等）、心包炎 / 心包积液、心律失常、心肌缺血（如稳定性心绞痛、急性冠脉综合征等）和瓣膜病变等。其症状可能为非特异性，主要包括胸痛、呼吸急促、肺水肿、双下肢水肿、心悸、心律不齐、急性心力衰竭、心电图（electrocardiogram,ECG）发现的传导阻滞等。其中，以心肌炎最为常见，且为致死的主要原因，主要表现为传导异常和射血分数下降。心脏彩超可用于监测高风险人群，如有心血管病史、呼吸困难症状，或基线心脏彩超检查发现异常的患者。对基线检查结果异常或疑似心脏症状的患者，推荐行 ECG 和心肌梗死标志物检测，但最佳的检查间隔时间尚不能确定。对确诊为心肌炎的患者，应立刻终止 ICIs 治疗，并尽早接受大剂量糖皮质激素治疗。对可能（而不是确认）诊断为心肌炎的患者，何时开始糖皮质激素治疗须参考生化指标（如肌钙蛋白的临界值）。可以考虑使用英夫利西单抗等免疫抑制药物，但应注意的是英夫利西单抗与心力衰竭有关，因此，对中重度心力衰竭患者禁用大剂量英夫利西单抗（表 3-11）。

表 3-11　心脏毒性的精准管理

分级	描述	精准管理
G1	轻度一过性反应,不必中断输液,不必干预	治疗前检查 ECG 和检测 BNP、心肌梗死标志物(肌酸激酶和肌钙蛋白),对轻度异常者密切随访
G2	中断输液,对症处理(如给予抗组胺药、NSAIDs、麻醉药或静脉输液等),24h 内预防性用药	积极处理心脏基础疾病(心力衰竭、房颤等),主动控制心脏疾病相关因素(包括高血压、高血脂、吸烟和糖尿病等)
G3	延迟性处理(如不必快速对症进行处置,或暂时停止输液);初始处理后症状再发;住院治疗处理后遗症	永久停用 ICIs,立即请心内科会诊。完善 ECG 检查,检测 BNP、心肌梗死标志物(肌酸激酶和肌钙蛋白)和炎症标志物(ESR、CRP、WBC);心脏彩超或 MRI 检查,心电监护;评估其他原因:病毒滴度、超声心动图、症状严重时行活检。给予甲泼尼龙冲击,1g/d,持续 3~5d,治疗至心功能恢复基线后,在 4~6 周内逐渐减量
G4	威胁生命的后果,需要紧急处理	永久停用 ICIs;立即请心内科会诊;完善 ECG 检查,检测 BNP、心肌梗死标志物(肌酸激酶和肌钙蛋白)和炎症标志物(ESR、CRP、WBC);心脏彩超或 MRI 检查;心电监护。给予甲泼尼龙冲击,1g/d,持续 3~5d,治疗至心功能恢复基线后,在 4~6 周内逐渐减量;若激素治疗 24h 无改善,考虑加用 ATG/英夫利西单抗。针对心力衰竭等,给予对症支持治疗

WBC:白细胞(white blood cell);MRI:磁共振成像(Magnetic Resonance Imaging)。

【危重型或难治性心脏毒性】

G3~G4 心肌毒性需立即请心内科会诊,完善心电图、心肌标志物、炎症标志物、心脏彩超和 / 或心肌增强 MRI 检查,心电监护。药物治疗方面推荐使用甲泼尼龙,1g/d,3~5d;激素治疗 24h 无改善时加用 ATG、英夫利西单抗等。可考虑使用抗病毒治疗、免疫球蛋白或透析等。但要警惕,英夫利西单抗与心力衰竭有关,故中重度心力衰竭者禁用。免疫抑制剂可能是成功的关键,目前有 IL-1 受体抑制剂、IL-6 单抗、CD52 单抗(阿仑单抗)、CTLA-4 激动剂(阿巴西普)和 ATG 的个案报道。

心律失常、房室传导阻滞者死亡率最高,其中 36% 患者可出现完全性房室传导阻滞(其中 60% 死亡),21% 患者出现心律失常时肌钙蛋白 / 肌酸激酶并未明显升高。心脏起搏器植入和心内科专科治疗对于改善预后最为重要。部分心肌炎的患者尽管在激素冲击治疗后心肌酶稳步下降,后续仍可出现恶性心律失常,导致死亡,活检也证实心肌内存在未控制的炎症。

(五)眼毒性

ICIs 相关眼毒性主要包括葡萄膜炎、巩膜炎等,也有关于 ICIs 治疗引起眼眶炎、巩膜外层炎、眼睑炎、视神经水肿、溃疡性结膜炎及伴有黄斑部浆液性视网膜剥脱的福格特 - 小柳 - 原田综合征(Vogt-Koyanagi-Harada syndrome)的报道。最常见的 ICIs 相关眼毒性是葡萄膜炎(前葡萄膜炎较后葡萄膜炎和全葡萄膜炎更常见),但发生率低于 1%。临床医师应该警惕患者初次出现的视物模糊、飞蚊症、闪光、色觉改变、红眼症、畏光、火光敏感、视物扭曲、视野改变、盲点、眼球柔软或动眼疼痛、眼睑水肿或突出或复视。在进行眼部检查之前开始糖皮质激素治疗,可能因感染导致视力状况恶化,或可能影响眼科医师诊断的准确性并影响严重程度分级。现以葡萄膜炎为例简介其精准管理(表 3-12)。

表 3-12　葡萄膜炎的精准管理

分级	描述	精准管理
G1	无症状,仅做临床或诊断性的观察	继续 ICIs;1 周内请眼科会诊,酌情使用润滑液滴眼
G2	前葡萄膜炎,需要医疗干预	暂停 ICIs;在开始葡萄膜炎治疗之前请眼科会诊,配合眼科医师,局部或系统性使用糖皮质激素;考虑使用睫状肌麻痹剂
G3	后葡萄膜炎或全葡萄膜炎	永久停用 ICIs;根据发病的严重程度、前期对 ICIs 治疗的获益以及对糖皮质激素治疗的反应,谨慎选择少部分患者恢复 ICIs 治疗;开始激素治疗前请眼科会诊,根据建议使用局部或全身糖皮质激素治疗
G4	患侧眼睛失明	永久停用 ICIs;开始任何治疗前请眼科会诊,在指导下使用局部或全身糖皮质激素治疗

【危重型或难治性眼毒性】

对 G3~G4 毒性,均应于开始使用糖皮质激素治疗前请眼科会诊,并根据建议使用局部或全身糖皮质激素治疗。关于激素以外免疫抑制剂的应用目前很少有报道,但从发病机制和脏器特点上看,免疫抑制剂的应用仍然有前景。

三、肺癌免疫联合治疗毒性反应精准管理

研究显示,PD-1/PD-L1 抑制剂联合化疗、放疗、CTLA-4 抑制剂及靶向治疗(包括以 EGFR-TKIs 为代表的分子靶向治疗药物和抗血管生成药物)均能显著提高治疗效果,但在毒性反应问题上却各有区别。当免疫联合治疗出现毒性反应时,首先应鉴别其发生的具体原因。然而在临床中,经常难以准确判断毒性是源自 PD-1/PD-L1 抑制剂还是联合使用的其

他治疗手段。针对免疫联合治疗出现的毒性反应,目前尚无统一的精准管理措施。

PD-1/PD-L1 抑制剂联合化疗可能增加毒性反应的发生率。在 KEYNOTE-189 研究中,对比化疗或帕博利珠单抗(pembrolizumab)联合化疗治疗转移性非鳞 NSCLC 患者的结果显示,虽然 3 级、4 级毒性反应发生率分别为 65.8% 和 67.2%,即 PD-1 抑制剂联合化疗组与化疗组的毒性反应发生率相当,但在具体毒性方面,联合治疗组的全级别腹泻和皮疹发生率高于化疗组。一项 Meta 分析结果显示,ICIs 联合化疗出现免疫相关性肺炎的相对危险度为 2.37(95% *CI* 1.27~4.32,*P*=0.007),免疫联合化疗增加免疫相关性肺炎的发生风险。由于 ICIs 和化疗的毒性谱及出现时间有一定的差别,所以明确原因并进行相应的处理难度较小。

PD-1/PD-L1 抑制剂联合放疗也可能增加毒性反应的发生率。PACIFIC 试验对比了度伐利尤单抗(durvalumab)或安慰剂治疗曾接受过同步化放疗的局部晚期 NSCLC 患者的疗效和安全性,结果显示:durvalumab 组较安慰剂组的肺炎发生率(分别为 33.9% 和 24.5%),但 3~4 级不良事件发生率分别为 29.9% 和 26.1%(其中,肺炎的 3~4 级不良事件发生率分别为 4.4% 和 3.8%);durvalumab 组和安慰剂组中分别有 15.4% 和 9.8% 的患者因不良事件而停药。然而,肺癌患者接受放疗后出现的放射性肺炎和接受免疫治疗后出现的免疫相关性肺炎有时难以鉴别清楚。如果在此基础上再合并细菌性肺炎或病毒性肺炎,鉴别诊断更是难上加难。

PD-1/PD-L1 抑制剂联合 CTLA-4 抑制剂治疗通常会导致毒性反应发生率显著增加,出现时间更早,且往往更严重。CheckMate-227 研究对比了纳武利尤单抗(nivolumab)联合伊匹木单抗(ipilimumab)和纳武利尤单抗单药一线治疗晚期 NSCLC 的疗效和安全性,结果显示双免疫治疗组的毒性反应(包括皮肤毒性、内分泌毒性、胃肠毒性、肝炎和肺炎等)明显增加。法国的一项纳武利尤单抗单药或联合伊匹木单抗治疗恶性胸膜间皮瘤的多中心临床研究显示,联合治疗组 26% 患者出现 3~4 级毒性反应(最常见的为乏力、无症状性肝酶升高),3 例出现致死性毒性(急性重型肝炎、脑炎、急性肾衰竭各 1 例),发生率均明显高于纳武利尤单抗单药组。因而对于联合 ICIs 治疗的患者,应给予重点关注。

前文已经提过,PD-1/PD-L1 抑制剂联合 EGFR-TKIs 治疗驱动基因敏感突变阳性的晚期 NSCLC 临床试验有一定活性,但安全性似乎不容乐观。近年来,关于 PD-1/PD-L1 抑制剂联合抗血管生成药物[包括贝伐珠单抗(bevacizumab)和小分子 TKIs 等]治疗的研究日趋增多,现有的研究结果显示,其毒性反应似乎可以耐受。

(章必成)

第三节　典型病例分享

一、免疫相关性皮肤毒性

病史:女性,63 岁。2018 年 1 月,因咳嗽、咳痰,行胸部 CT 示右肺下叶背段占位性病变,支气管镜检查示右肺下叶后基底段支气管开口狭窄,刷检＋灌洗未见肿瘤细胞。2019 年 6 月,胸部 CT 提示右肺癌(4.6cm×2.5cm)并双肺转移,头颅 MRI 提示多发脑转移,全身骨 ECT 未见明显异常。2019 年 6 月 19 日,行右肺穿刺活检,病理示腺癌,遂诊断为右肺腺癌,双肺、脑转移(cT3N2M1,常见驱动基因野生型,PD-L1 TPS 8%~10%)。2019 年 7—8 月,行 GP 方案[指吉西他滨(G)+顺铂(P)]化疗 2 周期。由于患者拒绝进一步化疗,之后行帕博利珠单抗(pembrolizumab)200mg 治疗 3 周期,在此期间行全脑适形放疗。2019 年 10 月 8 日,出现周身皮疹,并逐渐加重,遂诊断为免疫相关性中毒性表皮坏死松解症(TEN)(G3)。

处理措施及转归:2019 年 10 月 30 日,开始静脉滴注甲泼尼龙 125mg[2mg/(kg·d)]1 次/d,同时苯海拉明 20mg 肌内注 1 次/d,葡萄糖酸钙静脉注射 10mL,症状逐渐加重;2019 年 10 月 31 日至 2019 年 11 月 02 日,甲泼尼龙加量至 125mg[4mg/(kg·d)]2 次/d,改善不明显;2019 年 11 月 3 日至 2019 年 11 月 7 日,联合免疫球蛋白 17.5g 静脉注射[0.4g/(kg·d)]1 次/d。在此期间,外用夫西地酸+卤米松软膏+氢化可的松乳膏,口服地氯雷他定、富马酸酮替芬,并给予清热凉血、疏风止痒的中药治疗。之后,患者皮损逐步好转(图 3-1)。

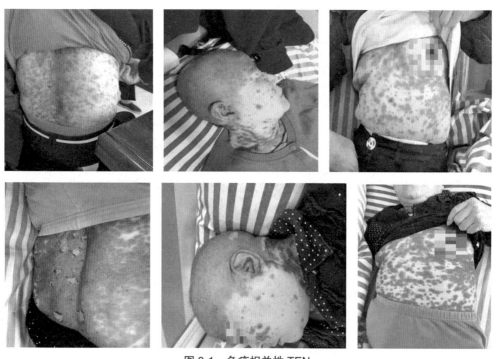

图 3-1 免疫相关性 TEN
第一排:治疗前;第二排:治疗 9d 后。

点评:从现有研究结果看,接受纳武利尤单抗或帕博利珠单抗单药治疗的患者皮肤毒性发生率为 34%~40%,但 3~4 级皮疹少见。重症皮肤 irAEs 包括大疱性皮炎、重症多形性红斑(SJS)/中毒性表皮坏死松解症(TEN)和伴嗜酸性粒细胞增多和系统症状的药疹(DRESS)等。除了白癜风提示恶性黑色素瘤可能从 PD-1 抑制剂中获益以外,皮肤毒性与 ICIs 治疗其他实体瘤疗效之间的关系尚不明确。多数皮肤毒性可以通过适当干预而不影响 ICIs 的继续使用,但这需要临床医师早期发现并及时干预。如果发生 4 级皮肤毒性,应该永久终止使用 ICIs。除了《CSCO 免疫检查点抑制剂相关的毒性管理指南(2019)》推荐的治疗方法外,中医中药在处理 irAEs 也有一定的疗效。

(病例提供:付烨,湖北省襄阳市中医医院)

二、免疫相关性肺炎

病史:女性,76 岁。有吸烟史。首诊为左上肺低分化肺腺癌伴脑转移,遂行左肺病灶及脑转移灶伽马刀治疗,后行培美曲塞和卡铂化疗。之后出现进展,开始使用纳武利尤单抗单药治疗。使用免疫治疗 3 次后,患者出现呼吸急促,氧饱和度为 82%,行胸部 CT 检查(图 3-2A、2B),考虑为免疫相关性肺炎(具体时间节点不详)。

处理措施及转归:入院后予以静脉注射甲泼尼龙 1mg/kg 2 次 /d,症状及影像学逐步好转(图 3-2C)。经过 4 个月激素逐渐减量治疗后,再次使用纳武利尤单抗,患者出现上呼吸道症状,氧饱和度为 94%,考虑再次出现免疫相关性肺炎(图 3-2D)。继续予以激素治疗并维持泼尼松 10mg/d,之后两次尝试激素减量,均出现症状反复,故维持 10mg/d。

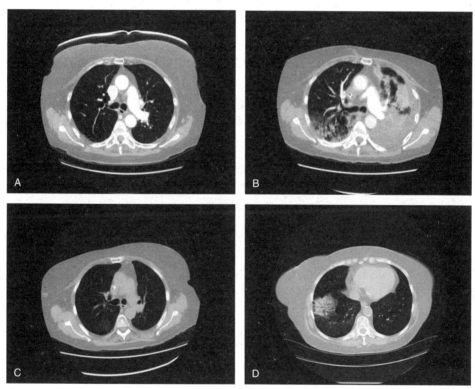

图 3-2 免疫相关性肺炎的影像学表现
A. 免疫治疗前;B. 免疫治疗后出现肺炎;C. 激素治疗后肺炎基本消失;D. 停用激素后肺炎再现。

点评:免疫相关性肺炎是一种常见但有致命威胁的严重不良事件。临床研究数据显示,PD-1 与 PD-L1 抑制剂导致所有级别的肺炎发生率分别为 3.6% 和 1.3%,重症肺炎发生率为 1.1% 和 0.4%。在真实世界中,免疫相关性肺炎的发生率似乎更高(19%)。临床症状主要包括呼吸困难、咳嗽、发热或胸痛等,偶尔会发生缺氧且会快速恶化以致呼吸衰竭,但是约 1/3 患者无任何症状,仅有影像学异常。影像学上多见磨玻璃结节影或斑片结节浸润影,主要以两肺下叶为主,其次为中叶,上叶最少见;有别于分子靶向药物所致的弥漫肺炎表现,免疫相关性肺炎的影像学表现各异,可表现为隐源性机化性肺炎、磨玻璃样肺炎、间质性肺炎、过敏性肺炎和其他非特异性肺炎。需与肺部感染、肿瘤淋巴管扩散、肿瘤肺部进展及弥漫性肺泡出血相鉴别。据文献报道,超过 85% 的患者可以通过停用 ICIs 和使用免疫抑制剂治疗得到缓解或治愈(详见本章第二节),但是有 10%~15% 的患者使用激素治疗之后得不到缓解。使用糖皮质激素治疗免疫相关性肺炎,要遵行早期、足量和逐渐减量等原则。

(病例提供:Naiyer Rizvi,Columbia University,USA)

三、免疫相关性神经毒性

病史:男性,62 岁。2018 年 2 月,诊断为肺腺癌(cT4N2M1,Ⅳ 期),*EGFR*、*ALK* 及 *ROS1* 等驱动基因野生型。行培美曲塞 + 顺铂化疗 6 周期,之后用培美曲塞单药维持治疗。2019 年 3 月,发现病情进展,拒绝化疗。2019 年 4 月 2 日至 7 月 15 日,行信迪利单抗(sintilimab)联合安罗替尼(anlotinib)治疗 6 周期。后无明显诱因出现乏力、食欲缺乏,伴双手足麻木。于 2019 年 8 月上述症状进一步加重,并出现尿失禁,患者完全不能下床。请神经内科医师会诊,完善血清蛋白电泳、免疫固定电泳、血清及脑脊液副肿瘤相关抗原、血清及脑脊液神经节苷脂抗体等检查均无明显异常,脑 MRI 未见异常,肌电图提示四肢肌力明显下降,遂确诊为免疫相关性神经毒性(格林 - 巴利综合征)。

处理措施及转归:停用信迪利单抗。采用甲泼尼龙 2mg/(kg·d)+ 丙种球蛋白 0.4g/(kg·d)+ 营养神经(甲钴胺 + 维生素 B$_1$)等治疗 5d,然后停用丙种球蛋白,甲泼尼龙逐渐减量,继续给予营养治疗。患者手足麻木较前缓解,肌力明显恢复。

点评:免疫相关神经毒性为少见反应,但免疫治疗过程中容易出现。根据《CSCO 免疫检查点抑制剂相关的毒性管理指南(2019)》建议,诊断格林 - 巴利综合征,应行脑脊液、脊髓 MRI、神经电生理、肺功能和格林 - 巴利分型抗体(如 Cq1b)等检查。治疗措施包括:永久停止 ICIs 治疗;住院治疗,ICU 级别监护,密切监测神经系统症状和呼吸功能;请神内科会诊;免疫球蛋白 0.4g/(kg·d),或者血浆置换,连续 5d;对疼痛患者,给予非阿片类药物;试验性应用甲泼尼龙,2~4mg/(kg·d),随后逐渐缓慢减量,或甲泼尼龙,1g/d,连续 5d,与免疫球蛋白或血浆置换联合应用。只要做到早诊断、早治疗,大部分患者预后尚可。

(病例提供:章必成,武汉大学人民医院)
(章必成)

参考文献

[1] HAANEN JBAG, CARBONNEL F, ROBERT C, et al. Management of toxicities from immuno-therapy: ESMO Clinical Practice Guidelines for diagnosis, treatment and follow-up. Ann Oncol, 2018, 29 (Suppl 4): iv264-iv266.

[2] PUZANOV I, DIAB A, ABDALLAH K, et al. Managing toxicities associated with immune checkpoint inhibitors: consensus recommendations from the Society for Immunotherapy of Cancer (SITC) Toxicity Management Working Group. J Immunother Cancer, 2017, 5 (1): 95.

[3] BRAHMER JR, LACCHETTI C, SCHNEIDER BJ, et al. Management of immune-related adverse events in

patients treated with immune checkpoint inhibitor therapy: American Society of Clinical Oncology Clinical Practice Guideline. J Clin Oncol, 2018, 36 (17): 1714-1768.

［4］ NCCN Clinical Practice Guidelines in Oncology. Management of Immunotherapy-Related Toxicity. Version 1. 2020. [2019-12-16] https://www.nccn.org.

［5］ 中国临床肿瘤学会指南工作委员会 . CSCO 免疫检查点抑制剂相关的毒性管理指南 . 北京：人民卫生出版社 , 2019.

［6］ 周彩存 , 王洁 , 步宏 , 等 . 中国非小细胞肺癌免疫检查点抑制剂治疗专家共识 (2019 年版). 中国肺癌杂志 , 2020, 23 (2): 65-76.

［7］ XU C, CHEN YP, DU XJ, et al. Comparative safety of immune checkpoint inhibitors in cancer: systematic review and network meta-analysis. BMJ, 2018, 363: k4226.

［8］ SANDIGURSKY S, MOR A. Immune-related adverse events in cancer patients treated with immune checkpoint inhibitors. Curr Rheumatol Rep, 2018, 20 (10): 65.

［9］ 王汉萍 , 郭潇潇 , 周佳鑫 , 等 . 免疫检查点抑制剂相关肺炎的临床诊治建议 . 中国肺癌杂志 , 2019, 22 (10): 621-626.

［10］ 中华医学会呼吸病学分会肺癌学组 . 免疫检查点抑制剂相关肺炎诊治专家共识 . 中华结核和呼吸杂志 , 2019, 42 (11): 820-825.

［11］ 郭潇潇 , 王汉萍 , 周佳鑫 , 等 . 免疫检查点抑制剂相关心脏不良反应的临床诊治建议 . 中国肺癌杂志 , 2019, 22 (10): 627-632.

［12］ 王汉萍 , 周佳鑫 , 郭潇潇 , 等 . 免疫检查点抑制剂相关毒副作用管理之激素的使用 . 中国肺癌杂志 , 2019, 22 (10): 615-620.

［13］ LICHTENSTEIN MRL, NIPP RD, MUZIKANSKY A, et al. Impact of age on outcomes with immunotherapy in patients with non-small cell lung cancer. J Thorac Oncol, 2019, 14 (3): 547-552.

［14］ SANTINI FC, RIZVI H, PLODKOWSKI AJ, et al. Safety and efficacy of re-treating with immunotherapy after immune-related adverse events in patients with NSCLC. Cancer Immunol Res, 2018, 6 (9): 1093-1099.

［15］ 王汉萍 , 宋鹏 , 斯晓燕 , 等 . 危重及难治性免疫检查点抑制剂相关毒性反应诊治建议及探索 . 中国肺癌杂志 , 2019, 22 (10): 605-614.

［16］ WANG DY, SALEM J, COHEN JV, et al. Fatal toxic effects associated with immune checkpoint inhibitors. JAMA Oncology, 2018, 4 (12): 1721-1728.

［17］ HUANG Y, FAN H, LI N, et al. Risk of immune-related pneumonitis for PD1/PD-L1 inhibitors: systematic review and network meta-analysis. Cancer Med, 2019, 8 (5): 664-2674.

［18］ ZHU S, FU Y, ZHU B, et al. Pneumonitis induced by immune checkpoint inhibitors: from clinical data to translational investigation. Front Oncol, 2020, 10: 1785.

［19］ XU Y, FU Y, ZHU B, et al. Predictive biomarkers of immune checkpoint inhibitors-related toxicities. Front Immunol, 2020, 11: 2023.

第四章 肺癌免疫治疗的疗效评估

第一节 实体瘤免疫治疗相关疗效评价标准

近些年来,针对免疫检查点的免疫治疗革新了肺癌的治疗策略。以程序性死亡蛋白-1(PD-1)或程序性死亡蛋白配体-1(PD-L1)抑制剂为代表的多个药物已经成为晚期肺癌的标准一线/二线治疗。如前文所述,与传统化疗相比,免疫治疗已使一部分晚期非小细胞肺癌(NSCLC)患者获得了长期生存。从历史数据来看,Ⅳ期肺癌患者的5年总生存率仅为6%。CA209-003研究的5年随访结果表明,先前接受治疗的晚期NSCLC患者接受纳武利尤单抗(nivolumab)治疗的5年生存率约为16%。帕博利珠单抗(pembrolizumab)也改善了未接受治疗和先前接受治疗的晚期NSCLC患者的长期生存,其5年总生存率分别为23.2%和15.5%。特别在PD-L1肿瘤比例评分(TPS)≥50%的患者中,约有1/3未接受过治疗的患者和1/4先前接受过治疗的患者获得了长期生存,其5年生存率分别为29.6%和25.0%。因此,目前肺癌的治疗已正式进入免疫治疗时代。

在免疫治疗时代前,肿瘤疗效评估主要遵循实体肿瘤疗效评估标准1.1(response evaluation criteria in solid tumors,RECIST1.1)。然而,随着免疫治疗时代的到来,免疫治疗一些较为独特的反应给肿瘤疗效评估带来新的难题,如延迟响应、肿瘤负荷的最初增加(假性进展)或出现新病灶,但患者并未有肿瘤恶化的相应症状,并且随着治疗的继续,肿瘤逐渐缩小,而若采用常规的RECIST1.1,可能会导致对患者肿瘤响应情况的误判,导致患者失去有效治疗。因此常规的RESICT1.1有可能使免疫治疗的获益被低估。因此,专门针对免疫治疗,为更好地定义肿瘤响应,2009年世界卫生组织(World Health Organization,WHO)提出了免疫相关反应标准(immune-related response criteria,irRC;由WHO标准修改)。2013年提出了这些标准的简化版本——实体瘤免疫相关疗效评价标准(immune-related RECIST,irRECIST)。最近,RECIST工作组发布了一项名为iRECIST的新标准提案,以标准化免疫疗法临床试验中的反应评估。

那么不同的疗效评价标准对接受PD-1/PD-L1抑制剂治疗的NSCLC患者的疗效评价是否有差别呢?来自法国的研究团队报道了一项单中心的回顾性研究,旨在比较RECIST1.1、irRECIST、iRECIST三种疗效评价标准的差别。从2013年2月至2016年12月,共有160名患者纳入该回顾性分析。其中,有12.5%(20/160)的患者出现不典型响应,其中8例患者(5%)呈假性进展,12例(7.5%)患者呈现分离性响应。这些患者的中位OS

显著优于疾病进展的患者(分别为 9.8 个月和 6.1 个月)。其中 13 例(8.1%)患者接受免疫治疗超过 6 个月,在 RECIST1.1 中被判定为疾病进展,但是最终确认临床获益。研究者还对 irRECIST 和 iRECIST 进行了比较,在 80 例有确认 CT 的患者中,15 例(18.8%)患者存在评价不一致的现象,但是仅有 3 例(3.8%)患者可能对后续的治疗决策产生影响,这 3 例患者在 irRECIST 评价标准中被判定为疾病进展,但是在 iRECIST 中判定为待证实的疾病进展(immunity unconfirmed progressive disease,iuPD)而继续接受了免疫治疗,这 3 位患者最终在 6 周内死亡。因此,irRECIST 或 iRECIST 在一定程度上可发现一些接受免疫治疗的非典型响应,包括假性进展,这些患者可能为免疫治疗的潜在获益者,若根据 RECIST1.1,这些患者很可能会被判定为疾病进展,从而影响治疗决策。另外,来自哈佛大学的研究团队也对 RECIST1.1 和 immune-modified RECIST(imRECIST)进行了比较。应用 3 个研究队列进行分析比较时发现,若采用 RECIST1.1,ORR 分别为 19%、15%、17%,而采用 imRECIST 则为 20%、17%、19%;若采用 RECIST1.1,中位 PFS 分别为 3 个月、2.7 个月、2 个月,而采用 imRECIST 则为 4.4 个月、4.2 个月、2.6 个月。而 RECIST1.1 判定为疾病进展,但 imRECIST 并未判定为疾病进展的患者,其预后也显著优于两种评价标准都判定为疾病进展的患者,因此 imRECIST 相较于 RECIST1.1,能够更好地反映免疫治疗的疗效。

因而,目前临床研究及临床实践中也越来越多采用 irRECIST、iRECIST 或 imRECIST 来评价疗效(表 4-1),从而更精准地识别一些潜在获益人群,给患者带来更好的生存和更精细化的管理。

表 4-1　RECIST1.1、irRECIST、iRECIST、imRECIST 的区别

	RECIST1.1	irRECIST	iRECIST	imRECIST
靶病灶	肿瘤病灶:至少有 1 条可以精确测量的径线(记录为最大径)≥10mm,恶性淋巴结:病理学增大且可测量,单个淋巴结短径须 ≥15mm,所有病灶长径之和最多 5 个(每个器官 2 个)	同 RECIST1.1	同 RECIST1.1	同 RECIST1.1
非靶病灶	所有其他病灶包括小病灶和无法测量的病灶。无法测量的病灶包括脑膜疾病、胸腔积液、腹水和心包积液、皮肤/肺的癌性淋巴管炎、影像学不能确诊的和随访的腹部包块、囊性病灶	同 RECIST1.1	同 RECIST1.1	同 RECIST1.1
新病灶	代表 PD	不代表正式进展,新病灶的最长径纳入基线靶病灶之和中进行评估	不代表正式进展,新病灶的最长径不纳入基线靶病灶之和中进行评估	不代表正式进展,新病灶的最长径纳入基线靶病灶之和中进行评估
CR	所有靶病灶和非靶病灶消失,淋巴结短径 ≤10mm,无新发病灶	同 RECIST1.1	同 RECIST1.1	同 RECIST1.1
PR	靶病灶直径之和比基线水平减少至少 30%	同 RECIST1.1	同 RECIST1.1	同 RECIST1.1

续表

	RECIST1.1	irRECIST	iRECIST	imRECIST
SD	靶病灶缩小的程度没有达到PR,增加的程度也没有达到PD,介于两者之间	同RECIST1.1	同RECIST1.1	同RECIST1.1
PD	以所有测量的靶病灶之和的最小值为参照,直径和相对增加至少20%,直径和的绝对值增加至少5mm,或出现新病灶	irPD与最佳疗效相比,直径和相对增加至少20%,直径和的绝对值增加至少5mm,或出现新病灶,irPD患者需要至少4周后再次评价,以确认是否PD	iuPD与最佳疗效相比,直径和相对增加至少20%,直径和的绝对值增加至少5mm,或出现新病灶,iuPD患者需要至少4周后再次评价,以确认是否PD	与最佳疗效相比,直径和相对增加至少20%,只计算基线可测量病灶,非靶病灶和新发病灶不纳入考量,需要至少4周后再次评价,以确认是否PD
确认的PD	不需要确认	明确进展或在初始评价PD后出现了症状恶化或出现其他新发病灶	icPD靶病灶或非靶病灶确认增大,新发病灶长径之和>5mm,其他非靶病灶的进展,或出现其他新发病灶	若评为非PD,更新为非PD

　　PD:疾病进展;irPD:免疫相关疾病进展(immune-related progressive disease);CR:完全缓解;PR:部分缓解;SD:疾病稳定。

(周　斐　李　幸　周彩存)

第二节　假性进展

　　假性进展是肿瘤免疫治疗过程中一种比较独特的应答模式,表现为肿瘤在初始治疗中出现肿瘤负荷的增加(往往并不伴有症状的恶化),而随着治疗的继续进行,肿瘤后续发生了退缩,代表患者从免疫治疗中获益,而疾病并未发生进展。

一、假性进展的定义和流行病学

(一)定义

　　根据肿瘤退缩的时间,假性进展大致可分为早期假性进展和延迟性假性进展。前者定义为在开始免疫治疗后12周内进行影像学评估时肿瘤负荷增加≥25%,但在随后的irRC中未确认为疾病进展,而后者定义为在12周后任何影像学评估中肿瘤负荷增加≥25%,但

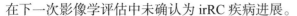

在下一次影像学评估中未确认为 irRC 疾病进展。

（二）流行病学

假性进展的发生率并不高，在接受免疫治疗的晚期肺癌患者中，3%~5% 的患者被发现出现假性进展。在一项美国学者进行的共纳入 228 例接受免疫治疗的晚期 NSCLC 患者的研究中，有 15 例患者（6.6%）在最初 4~6 周治疗后出现了肿瘤负荷的增加或新病灶，因此被怀疑出现了假性进展。但在随后的随访中，仅有 3 例患者（1.3%）被确认为假性进展。若采用 irRC 或 iRECIST，这 3 例患者均未判定为疾病进展，但若采用 RECIST1.1 标准，则被判定为疾病进展。日本学者进行了一项更大样本的多中心回顾性研究，旨在评估假性进展的发生率和治疗结局。在总计 542 例患者中，分别有 20% 和 53% 的患者被判定为典型应答和疾病进展。最终发现有 14 例患者（2.6%）出现假性进展，而其中 10 例患者在最初接受免疫治疗的 3 个月内对药物产生了应答响应。研究者进一步对 PFS1（RECIST1.1 定义的第一次进展）和 PFS2（RECIST1.1 定义的第二次进展或死亡）进行分析发现，发生假性进展患者的 PFS1 和 PFS2 分别为 1 个月和 7.3 个月。发生假性进展患者的 PFS2 显著差于典型应答者（分别为 7.3 个月和未达到，$P<0.001$）。但是值得注意的是，发生假性进展的患者总体生存时间显著优于疾病进展的患者。因此，在临床中还是需要仔细甄别假性进展的患者，因为这些患者是免疫治疗的潜在获益人群。最近韩国学者也报道了一项假性进展对接受免疫治疗生存结局的影响。根据 iRECIST 的标准，若患者根据 RECIST1.1 标准判定为疾病进展，但在随后的治疗随访中判定为非疾病进展，则定义为假性进展。在总共 189 例患者中，7 例患者（3.7%）被判定为假性进展。同样，该研究发现假性进展的患者 PFS 显著优于无假性进展的患者。另外，该研究还发现，在疾病进展后继续使用免疫治疗的患者相对于换药的患者，其总体生存时间更长（分别为 17.2 个月和 7.4 个月）。多因素分析发现，疾病进展后继续使用免疫治疗是提示预后较好的独立预后因素。

二、假性进展发生的潜在机制

目前认为免疫治疗后出现假性进展的可能机制包括：① T 细胞被肿瘤细胞或抗原呈递细胞呈递的 PD-L1 和细胞毒性 T 淋巴细胞相关抗原 4（CTLA-4）灭活；②在使用免疫检查点抑制剂如抗 PD-1/PD-L1/CTLA-4 后，T 细胞被重新激活；③活化的 T 细胞浸润肿瘤病灶并杀死肿瘤细胞；④肿瘤细胞死亡后释放的抗原吸引更多的浸润性炎症细胞；⑤退缩的肿瘤组织会导致局部区域的血管破裂和出血；⑥炎症反应和出血引起病灶部位水肿；⑦肿瘤细胞的坏死副产物不能被立刻吸收而在局部病灶中蓄积。

三、潜在生物标记物

那么该如何在临床中识别假性进展的患者呢？韩国学者评估了循环肿瘤细胞 DNA（circulating tumor DNA, ctDNA）在黑色素瘤患者中鉴别假性进展的价值。他们将 ctDNA 谱定义为"好"ctDNA 图谱（基线时未检测到 ctDNA 或基线可以检测到，但后续下降大于 10 倍）和"不好"的 ctDNA 图谱（基线时可以检测到 ctDNA，后续稳定或上升）。根据 RECIST1.1 标准，29 例患者（23.2%）判定为疾病进展，其中 9 例为假性进展，20 例为真进展。在 9 例假性进展的患者中，所有患者均为"好"的 ctDNA 谱，而在 20 例真进展的患者中，仅有 2 例患者为"好"的 ctDNA 谱。运用 ctDNA 识别假性进展的灵敏度和特异度分别为

90%和100%。因此,动态监测ctDNA可以很好地识别假性进展,但该研究还需要在其他瘤种中进行验证。另外,在一项个案报道中也发现运用ctDNA监测KRAS突变可以较好地识别假性进展。在3例晚期接受免疫治疗的肺癌患者中,2例假性进展患者的KRAS突变拷贝数发生了迅速下降;而相反,真进展的患者KRAS突变拷贝数则显著上升。

另外,有学者发现血浆IL-8、趋化因子CXCL2(CXC motif chemokine ligand 2)、金属蛋白酶2(matrix metalloproteinase 2,MMP2)的水平也有助于动态疗效监测、识别假性进展患者。这些无创监测的方法都为我们临床识别假性进展提供了很好的方向,但仍需要前瞻性的研究去验证这些方面的诊断价值。而在目前临床实践中,我们需要根据患者的肿瘤相关症状(如虽然肿瘤负荷增加,但是无肿瘤恶化相关症状)及iRECIST或irRECIST等去进行合理判断,以期不要将这些免疫治疗的潜在获益人群遗漏。

四、小结

总体来说,假性进展在免疫治疗的过程中发生率并不高,但是临床医师在临床工作中需要综合评估患者肿瘤相关症状以及合理应用irRECIST或iRECIST等,仔细甄别假性进展的患者,因为这些患者还是免疫治疗的潜在获益人群。目前尚无非常明确的标记物可预测假性进展,但一些动态监测标记物,如ctDNA,可能在发现假性进展中发挥一定作用。

(李 幸 周 斐)

第三节 超 进 展

随着ICIs在临床的广泛应用,越来越多的证据表明,部分患者在接受ICIs后短时间内肿瘤负荷反而迅速增大,导致生存期显著缩短,该现象被称为超进展性疾病(hyperprogressive disease,HPD)。事实上,HPD并非免疫治疗特有的现象,化疗或靶向治疗均有可能引起HPD,但HPD在其他类型治疗中的发生率远不及免疫治疗中高。目前,关于HPD是否作为一种独立存在的ICIs治疗后反应类型尚存在争议,其定义及发生机制亦暂无定论。但HPD现象导致原有肿瘤反常加速进展,进而导致不良临床结局的发生已引起临床重视。如何及时识别、处理免疫治疗后发生HPD的患者,探讨HPD的发生机制、高危人群、生物标志物,是临床工作者们亟待解决的问题。

一、超进展的定义及流行病学

(一)定义

ICIs应用后的超进展现象在KEYNOTE-045/IMvig-oR211(尿路上皮癌)、CheckMate-141(头颈部鳞癌)和CheckMate-057(非小细胞肺癌)等大型Ⅲ期临床试验中即初显端倪,原因在于免疫治疗组和常规化疗组的生存曲线在治疗早期常常出现交叉,这种现象提示常规治疗可能起效更快,但也意味着免疫治疗组中的部分人群在治疗早期即出现较高的疾病进展率和死亡率。

2016年,Chubachi等首次报道了1例接受纳武利尤单抗(nivolumab)治疗的NSCLC患者在治疗过程中疾病加速进展,并将该现象定义为免疫检查点阻断后发生疾病进程加剧。同年,欧洲肿瘤内科学会年会上,Lahmar 等进行的单中心回顾性研究显示,89 例接受 PD-1/PD-L1 抑制剂治疗的晚期 NSCLC 患者中,9 例(约 10%)患者在首次疗效评价时出现快速进展,进展速率超过 50%(以每个月肿瘤体积增加百分比表示),研究者将这类恶化进展的现象定义为"paradoxical progressive disease(PPD)"。随后,Champiat 等进一步跟进,将 HPD 定义为患者接受 PD-1/PD-L1 抑制剂治疗前后对比,肿瘤的生长速率(tumor growth rate,TGR)增加 ≥ 2 倍。TGR 合并了影像学检查之间的时间,允许每例患者将 TGR 作为自身对照,定量和动态评估治疗中的肿瘤负荷。Saâda-bouzid 等计算肿瘤生长动力学比(tumor growth kinetics ratio,TGKR;为治疗前肿瘤生长斜率与治疗时肿瘤生长斜率之比),将 HPD 定义为 TGKR ≥ 2。Kato 等将 HPD 定义为至治疗失败时间(time to treatment failure,TTF)< 2 个月,肿瘤负荷与免疫治疗前评估相比增加 > 50%,且免疫治疗后生长速度超过基线前生长速度两倍以上。尽管该算法仍然需要进行 TGR 的计算,但由于同时兼顾了肿瘤负荷改变和肿瘤发生进展时间,因而更加完整。随后,考虑到免疫治疗后新发转移病灶对疾病进展界定的影响,在 2018 年美国临床肿瘤学会年会上,Matos 等提出将 HPD 定义为 TTF < 2 个月,根据实体瘤评价标准(RECIST)可测量病灶最小增加 10mm(与基线比较目标肿瘤负荷增加 ≥ 40%,或增加 ≥ 20% 及多个新病灶的出现)。HPD 定义的演变体现了 ICIs 应用过程中人们对于 HPD 认识的不断深入。

　　虽然对于使用 PD-1/PD-L1 抑制剂后出现的 HPD 现象受到广泛的讨论,但目前尚无统一的评估标准,仅仅依靠传统的实体瘤临床疗效评价标准(RECIST)可能会低估或误判免疫治疗效果。随着评估免疫治疗中新反应现象需求的不断增加,于 2009 年提出的 irRC 逐渐成为免疫治疗后疗效评估的准则,其主要特点:从第 1 次记录肿瘤进展开始重复连续扫描至少 4 周来确认进展;评估总的肿瘤负荷时包含新发病灶的测量。irRC 与 RECIST 存在不同之处,使用 irRC 确认肿瘤进展所需要满足的条件可能不包含于 RECIST 中。例如,按RECIST,出现新发病灶可以判定为 PD,而按照 irRC,需要把新发病灶的大小计入总病灶的两条最大垂直径中,只有当最大径之和与阈值相比增加 ≥ 25% 时才定义为 PD。因此,评估肿瘤治疗效果需根据实际治疗方式选择合适的评估标准。

(二)流行病学

　　ICIs 治疗后发生 HPD 的概率在不同瘤种和不同研究类型中存在较大差异。2017 年,Champiat 等首次以论著形式系统描述了 ICIs 治疗后的超进展现象,这项泛瘤种研究纳入了涉及 NSCLC 在内的 20 种实体瘤,在 131 例接受 PD-1/PD-L1 抑制剂的患者中有 12 例(9.2%)发生 HPD;另有 18 例在首次疗效评价前即出现了明显的临床进展,所以未纳入统计。据此推测 HPD 实际发生率可能远高于 9%。随后不久一项头颈部鳞癌的报道指出应用PD-1/PD-L1 抑制剂导致 HPD 的发生率为 29%。迄今为止,在抗 CTLA-4 单一疗法的背景下,还未有关于 HPD 的报道,这可能与此类药物主要用于黑色素瘤有关。

　　目前,肺癌中已报道的 HPD 现象普遍基于临床试验的回顾性研究或案例报道。Ferrara 等的研究纳入了 406 例接受肿瘤免疫治疗和单药化疗的晚期 NSCLC 患者。免疫治疗药物包括纳武利尤单抗(nivolumab)、帕博利珠单抗(pembrolizumab)、阿替利珠单抗(atezoli-zumab)和度伐利尤单抗(durvalumab)。化疗药物包括紫杉类、培美曲塞、长春瑞滨和吉西他滨。计算治疗前和治疗期间的 TGR。TGR 结果为每个月肿瘤体积增加的百分比,排除新病灶和不可测量病灶。ΔTGR(治疗中 TGR 减去治疗前 TGR)用来评估治疗与肿瘤生长的关系。HPD 定义为在第 1 次评估时疾病进展,ΔTGR 超过 50%。免疫治疗组的 HPD 率为 13.8%(56/406),约为化疗组的 3 倍(5.1%,3/59),表明 HPD 在 PD-1/PD-L1 抑制剂治疗的经治 NSCLC 患者中更为常见。亚组分析显示,免疫治疗组 6 周内发生 HPD 的患者与疾病自然进展的患者相比,中位 OS 显著下降(分别为 3.4 个月和 6.2 个月,$P=0.003$),而化疗组 HPD 患者与自然进展患者 OS 的差异无统计学意义。尽管如此,学术界也有不同声音。同年,欧洲肿瘤内科学会会议上报道了 Gandara 等发布的 OAK Ⅲ期临床研究,纳入经 1~2 线化疗的晚期 NSCLC 患者 850 例,分别用阿替利珠单抗和多西他赛治疗 ECOG 评分 0~1 的患者并观察 HPD 情况。HPD 的定义为患者自入组治疗 6 周内出现 ≥50% 的病灶直径总和增大,或未行疗效评估的患者在 12 周内因疾病进展死亡。结果显示,阿替利珠单抗组和多西他赛组出现 HPD 的比例均为 10%,据此认为,HPD 并非免疫治疗所独有的不良现象,且发生概率与其他类型治疗并无不同。由此可见,仅仅通过回顾性分析比较 ICIs 治疗期间的 TGR 和治疗前的 TGR,可能无法准确地评价 HPD,开展大规模、前瞻性的随机对照临床研究是阐明免疫治疗中超进展发生率的有效途径。事实上,肿瘤的演进速度受到肿瘤细胞本身和宿主两方面因素的影响,个体差异较大。除此而外,既往治疗(尤其是靶向治疗)的中止,或由靶向转为免疫治疗均可能导致疾病的爆发式进展。值得注意的是,某些在首次影像学评估前即出现进展的患者以及免疫治疗后出现新发转移的患者,依据大多数现有的标准,往往被排除在 HPD 人群之外,而部分研究采用的 TGK 是基于线性肿瘤生长模型,未考虑到肿瘤生长的三维结构和肿瘤生长动力学等众多因素。

二、超进展发生的潜在机制

目前多项研究认为,免疫治疗相关的 HPD 与化疗或靶向治疗引起的 HPD 明显不同,这一现象可以视作是免疫治疗原发性耐药的一种,其机制涉及肿瘤细胞本身及肿瘤微环境的诸多方面。

迄今为止,已经报道了几种驱动 PD-1/PD-L1 抑制剂固有抗性的机制:肿瘤抗原表达丧失、抗原呈递缺失(通过 HLA 表达的丧失或抗原加工机制的改变)或 JAK1/2 畸变等。其他 PD-1/PD-L1 抑制剂固有的耐药机制涉及免疫细胞介导的因子,包括替代性免疫检查点淋巴细胞活化基因 -3(lymphocyte activation gene-3,LAG-3)或 T 细胞免疫球蛋白和黏蛋白结构域 3(T-cell immunoglobulin and mucin domain 3,TIM3)、免疫抑制细胞(调节性 T 细胞、M2 型巨噬细胞或髓源性抑制细胞)的表达或过表达免疫抑制酶(吲哚胺 -2,3- 双加氧酶 1)、细胞因子(IL-10)和代谢物(腺苷),这些 PD-1/PD-L1 抑制剂耐药机制在 HPD 演进中的确切作用尚不清楚。

Champiat 等提出关于在 PD-1/PD-L1 抑制剂治疗期间发生 HPD 的假说,认为阻断 PD-1/PD-L1 有可能功能性刺激调节性 T 细胞(Tregs),在局部造成免疫抑制的微环境。在免疫检查点阻断的情况下,负向调节信号代偿性的增强有可能进一步加重 T 细胞耗竭,并且免疫检查点阻断有可能导致免疫抑制细胞的极化,如 M2 型巨噬细胞、树突状细胞或髓样细胞,产生免疫抑制的细胞因子。免疫检查点阻断也有可能激活由 Th1 细胞和 Th17 细胞介导的炎症反应,免疫检查点阻滞还有可能导致某些驱动基因通路的活化激活致癌途径,从而为加速肿瘤生长和免疫治疗耐药创造条件。而 Russo 等的临床前研究则强调先天免疫的作用,认为抗 PD-1 抗体的 Fc/Fc 受体能够激发巨噬细胞介导的 HPD,研究同时在免疫缺陷的异种移植物小鼠模型中证实 PD-1(纳武利尤单抗)可能通过 Fc/Fc 受体与 M2 样肿瘤相关巨噬细胞的细胞重编程参与诱导 HPD 形成。

三、超进展的高危因素

在 ICIs 临床应用越来越多的背景下,临床实践过程中对于提升药物有效率、降低不良事件发生率,实现精准免疫的需求也愈发迫切。PD-L1 表达水平、TMB、微卫星高度不稳定和错配修复缺陷检测等生物标志物在一定程度上锁定了免疫药物有效人群,而与之对应的则是 HPD 风险评估指标的缺失。迄今为止,已发表的 HPD 病例几乎涉及所有类型的肿瘤。多数研究表明,既往治疗的类型和数量及治疗前的基线血液学特征、肿瘤 PD-1 蛋白水平似乎并不影响 HPD 的发生率或早期死亡风险(即治疗的最初 3 个月);而发生 HPD 的人群中,某些特殊的临床病理特征和基因组水平的改变引起人们越来越多的关注。

(一)临床病理特征

1. **年龄** Champiat 等在 2017 年发表的一项研究表明,高龄患者更易发生 HPD。研究共纳入了 131 例接受了免疫治疗的实体瘤患者,65 岁以上患者中有 19.4%(7/36)出现 HPD,而在 64 岁以下的患者中该比例仅为 5.3%(5/95),差异有统计学意义(P=0.018),推测该现象可能与老年患者特有的机体免疫特征有关。人体的衰老过程几乎影响到免疫系统的每一组分,如 T 细胞共刺激 / 共抑制蛋白表达的修饰和炎症细胞因子浓度的升高,随着年龄增长,中性粒细胞的趋化反应和迁移功能受损,$CD4^+T$ 细胞显著下降,循环 T 细胞表达 CD57 的比例增加,非 Tregs 信号选择性分化获得免疫抑制活性等。然而,这一结论并未在所有回顾性研究中得到一致性结果,仍有待进一步的确证。

2. **性别** Kanjanapan 等对 182 例免疫治疗临床试验的病例进行回顾性分析,发现在接受 ICIs 单药治疗后,患者 HPD 的发生率与不良反应、年龄、肿瘤类型或免疫治疗类型均无关,但好发于女性患者,这一现象的原因可能在于男性更高的吸烟比例和紫外线暴露使得其产生更多的肿瘤免疫原性和突变负荷,促进免疫应答,而女性存在更多的抗性肿瘤是源于比男性本质上更强的免疫应答适应性反应。

3. **体能状态评分** Gandara 等在 NSCLC 的 OAK Ⅲ 期研究中发现,免疫治疗组与化疗组出现快速进展患者的基线特征及比例相似(分别为 10.4% 和 9.6%);而阿替利珠单抗(atezolizumab)组内分析显示,出现快速进展的患者,体能状态(performance status,PS)评分更差,据此推测 PS 可能为快速进展的不良预测因子。Sasaki 等的研究表明,在基线时伴有较差的 PS 评分、肝转移和靶病灶直径较大的晚期胃癌患者在接受纳武利尤单抗(nivolumab)治疗后更易出现 HPD。另有研究表明,对 ICIs 的耐药性与低基线 PS 评分之间存在关联。另有病例系列报道也提示原发性 NSCLC 中 PS 差的患者预后更差。可能与 PS 差的患者无法耐受治疗而未达到治疗效果有关。

4. **基线转移病灶数** OAK Ⅲ 期研究中,阿替利珠单抗组内分析显示,出现快速进展的患者,转移病灶数更多(≥ 3 个)。Ferrara 等的研究中共纳入 406 例接受 PD-1/PD-L1 抑制剂的晚期 NSCLC 患者,该研究发现与非 HPD 相比,HPD 与 ≥ 2 个基线转移病灶相关,HPD 和非 HPD 患者比例分别为 62.5% 和 42.6%(P=0.006)。这一结果在另一项纳入 242 例接受 PD-1/PD-L1 抑制剂的晚期 NSCLC 患者的回顾性研究中得到证实。以上研究表明,免疫治疗前合并 2 个及 2 个以上转移病灶可能作为 NSCLC 患者发生 HPD 的独立预测因子,但具体机制尚未清楚,仍需进行大量前瞻性研究证实。

5. 放疗照射野区的局部复发 Saâda-bouzid 等的研究中显示,约 50%(9/18)放疗后局部复发的患者在使用抗 PD-1/PD-L1 治疗后发生 HPD,而在无局部复发者中该比例仅约 6.3%(1/16)(P=0.008)。研究者认为,在免疫治疗前接受放疗可能是引起超进展的可能原因。在 Saâda-bouzid 等研究报道中,几乎在所有发生超进展的病例中,接受过放疗的患者至少有一个局部复发病灶。此外,Ogata 等报道显示,放疗后接受单剂量纳武利尤单抗治疗的胃癌患者照射野区发生超进展,提示放疗后照射野内的复发可能是发生超进展的危险因素。这可能与放疗改变免疫微环境,引起肿瘤抗原的产生,促进照射野内肿瘤快速进展有关。然而,目前对放疗照射野区的局部复发与发生 HPD 现象的关系及具体机制还需进一步探究。

6. 其他 除上述因素以外,肝转移被认为可能通过肝诱导免疫耐受降低 PD-1/PD-L1 的抗体应答,从而加速肿瘤生长。这一点已在多项研究中得到证实。Sasaki 等发现在使用 ICIs 治疗的最初 4 周内,仅仅在 HPD 组观察到中性粒细胞绝对数和 C 反应蛋白的显著升高。

(二)分子病理特征和潜在生物标记物

目前尚无明确的组织病理学和分子标签能够预测 HPD 的发生。某些生物标记物(PD-L1 状态、TMB、基线淋巴细胞浸润计数和微卫星不稳定性等)能够更好地筛选接受抗 PD-1/PD-L1 抗体抑制剂的有效人群,却均不适用于 HPD 的鉴别,而以二代测序(next-generation sequencing)为基础的生物信息学分析在 HPD 预警中显示出初步的价值。

1. MDM2 家族扩增 MDM4 是 MDM2 的同源基因,二者均可抑制 p53 肿瘤抑制因子的活性。肺、皮肤、膀胱来源恶性肿瘤 MDM2 的扩增率较低,而肉瘤 MDM2 的扩增率较高,与肉瘤对 ICIs 的原发耐药相一致。Kato 等通过二代测序分析了 155 例患者的基因组谱,发现 MDM2 家族扩增的患者在免疫治疗后可能存在 HPD 的风险,6 例 MDM2/MDM4 扩增患者的 TTF<2 个月,其中 4 例与治疗前相比,治疗不足 2 个月的肿瘤生长速度即显著加快(为 2.3~42.3 倍)。进一步分析发现,ICIs 可提高肿瘤中干扰素 -γ(IFN-γ)的水平,激活 Janus 激酶(Janus kinase,JAK)- 信号转导及转录活化因子(signal transducer and activator of transcription,STAT)信号通路,上调干扰素调节因子 8 的表达,进而诱导 MDM2 表达。在 MDM2/4 扩增的背景下使用 ICIs 会增强 MDM2/4 对 p53 的抑制作用,导致 HPD 发生。IFN-γ 具有双重功能,既可增强机体的抗肿瘤免疫功能,亦可通过刺激 MDSC 介导的免疫抑制功能,上调吲哚胺 2,3- 双加氧酶(indoleamine 2,3-dioxygenase,IDO)等免疫抑制因子的表达以参与调节性 T 细胞的分化,导致免疫逃逸。另有研究通过 NGS 技术发现,MDM2 扩增可见于 3.5%(3650/102 878)的恶性肿瘤患者,且 MDM2 扩增常伴随多种共突变基因;3 650 例 MDM2 扩增患者中,37.95% 患者存在酪氨酸激酶相关基因突变,25.37% 的患者存在磷酸肌醇 3- 激酶(PI3K)信号通路相关基因突变,24.93% 的患者存在 TP53 相关基因突变,23.64% 的患者存在丝裂原活化蛋白激酶(MAPK)信号通路相关基因突变等,这些共突变基因有可能参与 HPD 的发生。此外,MDM2 扩增的患者常为低 TMB 患者,而高 TMB 通常提示 ICIs 治疗有效。同样,Singavi 等发现 MDM2/MDM4 扩增患者接受 ICIs 治疗后的超进展发生率高达 66%。值得注意的是,Tawbi 等的初步报道显示,脂肪肉瘤的患者通常存在 MDM2 家族扩增且接受免疫治疗后疾病获得缓解(部分缓解率为 11%)。该报道表明,基因

组中 MDM2 家族扩增改变可能并不普遍适用于 HPD 发生的所有患者。MDM2 家族扩增也可能并非 HPD 的标志物,而是存在另一个位于附近且共扩增的基因或者存在一些其他辅因子,导致免疫疗法的过度进展。

2. **表皮生长因子受体(EGFR)突变**　Kato 等研究中 10 例表皮生长因子受体(EGFR)突变患者中 8 例患者的 TTF<2 个月,其中 2 例出现了 HPD(与免疫治疗前 2 个月相比,进展速度增加了约 36 倍和 42 倍)。Singavi 等的研究显示,EGFR 扩增患者过度进展的发生率为 50%。Chubachi 等人报道 1 例肺腺癌患者根据其基因组谱中的 EGFR 突变,接受 EGFR 酪氨酸激酶抑制剂(EGFR-TKIs)治疗后改为纳武利尤单抗(nivolumab)治疗。该例在 EGFR-TKIs 治疗期间表现为缓慢进展,在纳武利尤单抗治疗后进展迅速,但该例患者疾病暴发也可能与 EGFR-TKIs 的停用有关。EGFR 的激活会导致 PD-1、PD-L1 和 CTLA-1 蛋白表达上调从而驱动免疫逃逸。该机制可能解释了 EGFR 突变肿瘤的耐药性,但并不能解释 Kato 等的研究中 2 例 EGFR 突变患者发生 HPD,EFGR 突变与 HPD 的关系有待进一步探索。

3. **11q13 染色体相关基因**　有研究证实,位于 11q13 的 11 号染色体相关基因(CCND1、FGF3、FGF4 和 FGF19 等)变异可能是 HPD 的预测标志物。此外,PD-1 或 PD-L1 单抗引发的其他信号旁路异常激活或适应性免疫耐药也可能是 HPD 的原因。

4. **免疫相关表型**　Russo 等的研究表明,M2 样 $CD163^+CD33^+PD33^+$ 聚集的上皮样巨噬细胞的肿瘤浸润或基因表达特征可能是 HPD 的预测因子。与既往研究定义 HPD 的标准不同,研究共纳入 187 例 NSCLC 患者,根据新的临床和影像标准确定 HPD 病例。基线组织学标本通过免疫组化评估骨髓和淋巴标记。注射人肺癌细胞和属于特定突变亚组的患者来源的异种移植物的 T 细胞缺陷小鼠,用抗小鼠和人 PD-1 的抗体治疗后评估肿瘤生长。流式细胞术和免疫组化评估免疫微环境。HPD 患者或进展患者的分类标准如下:①TTF<2 个月(TTF 定义 ICIs 治疗前至因任何原因停止的时间,包括疾病进展、患者因素、毒性或死亡);②目标总和增加 50%(基线和首次影像学评估);③在基线和首次影像学评估之间已侵犯的器官中出现至少两个新病灶;④在基线和首次影像学评估之间出现新转移器官病灶;⑤治疗的前 2 个月内,临床恶化导致 PS≥2 分。完成至少 3 项的患者标准被定义为 HPD,而患者满足 RECIST1.1 进展性疾病标准而未实现至少有 3 个上述标准则被定义为自然进展(progression,P)。所有应答(response,R)患者和疾病稳定(SD)患者根据 RECIST1.1 进行分类。结果发现,187 例患者中,152 例可评估临床疗效,其中 32 例定义为 R(21.0%)、42 例 SD(27.6%)、39 例为 P(25.7%)和 39 例出现 HPD(25.7%)。中位随访时间为 32.7 个月,中位 OS 为 11.9(95% CI 8.8~15.5)个月。HPD 患者的中位 OS 仅为 4.4(95% CI 3.4~5.4)个月,而非 HPD 患者的中位 OS 为 17.7(95% CI 13.4~24.1)个月。而 P、SD 和 R 患者的中位 OS 分别为 8.7(95% CI 5.3~13.4)个月、17.7(95% CI 12.7~25.5)个月和未达。HPD 发生率仅与 MPO^+ 肿瘤内的骨髓细胞直接相关($P=0.050$),与肿瘤细胞的 PD-L1 表达呈负相关($P=0.046$)。同时研究发现与非 HPD 患者相比,所有 HPD 患者均观察到具有特殊免疫表型的巨噬细胞($CD163^+CD33^+PD-L1^+$ 被定义为完全免疫表型),且差异有统计学意义($P<0.001$),而这类完全免疫表型仅在 1 例 P 患者、2 例 SD 患者和 1 例 R 患者中被发现。组织病理学分析显示,存在 M2 样 $CD163^+CD33^+PD-L1^+$ 聚集的上皮样巨噬细胞的肿瘤浸润可作为 HPD 独特的免疫表型特征。

四、超进展与假性进展的鉴别

与超进展易混淆的另一特殊免疫治疗相关反应为假性进展,如本章第二节的介绍。许多研究显示,在肿瘤治疗中假性进展的发生率不足 10%。Hodi 等在评估 KEYNOTE-001 研究使用帕博利珠单抗的晚期黑色素瘤患者疗效中发现,约 7.3%(24/327)的患者出现过早或延迟的假性进展;此外,在参与研究的 41 例 NSCLC 患者中,有 2 例在使用免疫抑制剂后最初出现进展(RECIST 评估为 PD,而 irRC 并未评估为 PD),最终肿瘤消退,表现为免疫治疗后延迟的假性进展现象。鉴于 irRC 可以弥补 RECIST 在评估免疫抑制剂疗效中的不足,目前多推荐采用综合其两者评价优点的 irRECIST 来评价使用免疫抑制剂后的疗效。虽然目前对如何准确定义和区分免疫治疗后肿瘤 HPD 与假性进展仍存争议,但加强对这两种特殊免疫治疗反应的鉴别,可避免在治疗过程中过早或过晚地中断治疗而影响治疗效果。

五、小结

随着免疫治疗越来越广泛地应用,及时发现和准确评估接受免疫治疗后的特殊反应现象是临床工作中的重要挑战。总体而言,ICIs 治疗后 HPD 意味着更快的疾病进展和更短的 OS。由于发生 HPD 的分子机制尚不明确,通过基因组的分析可能有助于阐明发生 HPD 现象背后的生物学机制、筛查高危人群、识别有效的生物学标志物。其中,考虑高龄、PS 差、肿瘤负荷大、MDM2 扩增及 EGFR 突变等为发生超进展的高危因素。未来,关于如何准确识别、评估及处理接受免疫治疗后发生 HPD 现象仍需更多的探讨研究,以进一步提高免疫治疗在肿瘤治疗中的高效性和安全性。

(赵　静　包敏伟　苏春霞)

第四节　患者报告结局

如前所述,免疫治疗存在假性进展和超进展等特殊情况。在临床研究及临床实践中,通过测评患者对自身疾病症状及其对日常生活造成影响所持的态度,来作为评价疗效的辅助工具以及决定治疗方案越来越普遍。而临床研究领域关键人物也开始认识到患者报告结局(patient-reported outcome,PRO)测评日益增长的价值。2006 年 2 月,美国食品药品监督管理局(FDA)发布了关于 PRO 应用于新药研制和疗效评价的指南草案,意味着 PRO 正式成为评价疗效和药物安全性的重要组成部分。

症状与健康相关生活质量(health-related quality of life,HRQL)都属于 PRO,但患者症状评估更接近药物疗效和肿瘤负荷。本节阐述了如何使用 PRO 更好地描述症状,合适的症状评估工具具备的特点,综述目前可用的症状评估工具,描述 PRO 在免疫治疗中的应用现状及研究方向,以加强 PRO 在接受免疫治疗的肿瘤患者中的应用。

一、患者报告结局的概念

从 20 世纪 70 年代起,医学模式已经由以往的生物医学模式逐步转变为生物 - 心理 - 社会医学模式,健康的定义也不仅仅只是机体生理功能良好、无症状体征,良好的心理状态和完整的社会功能也成为评价个人健康状态的重要标准。在 21 世纪,"以患者为中心"医疗模式的提出,强调了患者在疾病诊疗过程中的重要意义。2002 年,国际生活质量研究协会、美国 FDA 及欧洲生活质量评估协调处等多家机构共同提出,对临床疗效的评估应包括医务人员报告、实验室检查报告、护理人员报告及患者自身报告。此后,倾听来自患者的症状、功能状态、心理感受、生活质量和相关负担等结局逐渐成为研究热点。PRO 来源于 20 世纪 70 年代对生活质量(quality of life,QOL)的研究,后来国际社会逐渐开始在新药临床试验中应用 PRO 进行效果评价。

2006 年,FDA 在针对产业界推出的《PRO 用于医药产品开发以支持标签申报的指导性意见(草案)》及 2009 年出台的正式文件中,将 PRO 定义为:任何直接来自患者的(即没有医师或其他人员对于患者反应的解释)有关其健康状况的测量报告。PRO 更注重的是报告的来源而非内容,强调了患者参与诊疗过程的价值。从此,PRO 在临床研究特别是药物临床试验中的使用开始规范化。PRO 是一个广义且多维度的概念,包括患者的症状、功能状态、健康行为及 QOL 等方面的内容。这些内容通常没有有效且客观的指标来测量,因此由患者报告几乎是唯一获得相关信息的方式。与其他客观的临床结局指标不同,研究认为,由患者本人评价自身的症状、功能及 QOL 可能比由医护人员评价更准确。PRO 作为 FDA 建议使用的新型临床结局指标,目前已被欧美国家广泛应用于药物审批、临床研究和医疗服务质量评价等方面。

PRO 的内容从特异性指标到多维度的评价,主要包括:① HRQL,是评估患者治疗效果的重要指标,是癌症等慢性病领域中同一疾病不同治疗结局的评价标准之一;②症状,包括疾病自身的症状及治疗相关的症状,可以通过严重程度、变化趋势及对患者功能的影响等方面评价;③患者满意度;④疾病对日常生活、社会功能的影响;⑤患者对处方和其他治疗的依从性,患者的价值观、个人信仰及生活环境均会改变患者的依从性;⑥其他直接来自患者的治疗结局。其中,HRQL 和症状是最常用的 PRO。HRQL 是基于患者的生理、心理和社会功能感知的综合健康状况,包括多维度、主观性和变化性 3 个要素。症状是能被患者识别的疾病、健康状况或治疗相关结果的主观证据,如乏力、疼痛、食欲减退等,更接近药物疗效和肿瘤负荷。

二、症状报告与患者报告结局

如果患者不能耐受治疗相关的症状,常常也不能接受完整和有效的治疗疗程,而治疗相关的遗留症状也会影响缓解期患者的生活质量。大多数针对症状的干预手段都旨在减轻相关症状的严重程度和对患者的影响。因为在患者面临治疗选择的时候,多种治疗的抗肿瘤疗效类似,故这些不同治疗引起的患者症状成为了个体化治疗中,治疗方法选择和新疗法开发的主要决定因素。因此,在评估各种不同的抗肿瘤疗法时,比较这些疗法所产生的治疗相关症状就显得尤为重要。患者的生活质量也与治疗相关症状的程度和强度相关,以上这些都需要准确的症状评估体系。

症状报告是患者对其受疾病 / 疾病相关治疗影响而产生的、干扰自身正常活动的描述。虽然症状的产生是源于复杂的生物学和行为学现象,但是作为主观经验,对症状的检测仍然仅限于患者自身报告。相反,体征或实验室检查结果,如疾病或治疗相关白细胞计数升高或血红蛋白水平降低,则是客观证据。患者报告结果可以采用多种形式,包括健康状况、患者满意度、症状严重程度及功能影响等。正如前文所提,症状通常被认为是 HRQL 的子集。HRQL 是多维度的体系,包含至少 4 个维度:生理功能(如日常活动、自理能力等)、心理功能(如感情和精神状态、情绪等)、社会角色功能(如社交、家庭关系等),以及疾病和治疗相关症状(如疼痛、恶心等)。常用的 HRQL 评估手段包括医学结局研究简表 36 项健康调查(medical outcome study short-form 36-items health survey,MOS SF-36,简称 SF-36)、癌症治疗功能评价量表(functional assessment of cancer therapy,FACT),以及欧洲癌症研究与治疗组织生命质量测定量表(European Organization for Research and Treatment of Cancer Quality of Life Questionnaire,EORTC QLQ-C30)等,检测主要的症状如疼痛、抑郁、疲乏和恶心等。在 EORTC QLQ-C30 量表中,30 个项目中有 18 项是自报症状。HRQL 量表也会问不同维度的患者感知问题,如社会角色功能和社会支持相关问题。在大多数对 HRQL 的概念解释中,症状被认为是患者报告中对疾病过程和治疗反应与生理心理感知最贴近的指标,症状报告是首要的评估疾病和治疗的手段。

三、症状测量

症状仅能通过患者告知而获得,关于症状的陈述是汇报者(患者)和接收者(临床医师或健康服务提供方)共有经验的描述。与身高、体重不同,疼痛、疲乏、悲伤等无法通过量尺或者体重计来直接测量。

症状测量依赖于经历这些症状的患者和需要了解这些症状的人关于症状的交流。自报症状通常是用概念或不可测量的内心感受来描述,具有主观性。人们通过一系列相关问题来推导出这些概念,如为了了解“疼痛”这一概念而询问疼痛的严重程度和疼痛对日常生活、睡眠的影响。对以这些概念作为症状的测量依赖于心理测量学。心理测量学是源于教育领域、旨在测量智力和教育效果的学科。其在此处的应用主要是评估自报表的准确性,主要的关注点是减少测量误差,从而为人们想要理解的概念提供最多的信息。两个常用的心理测量学指标是测量工具的可靠性和有效性。

(一) 症状测量应该具备的特点

1. **可靠性**　包括再次检测可靠性和内部一致可靠性,前者指患者在短期内被多次询问到关于他们症状的问题时,每次症状的评估应该类似。大体来看,不同次的同一症状打分如果相关性系数达到 0.7 或以上,则认为这样的评分是可靠的。后者指某因素对整体的贡献与该因素测量值的一致性。内部一致可靠性最广泛使用的一个测量方法是克隆巴赫系数(Cronbach alpha)。该方法可以被看作是使用两个半数检验得到的所有因素与其他因素相关性的平均值。

2. **内容有效性**　“有效”一词有时候被用来广义地描述一个自报评估工具所有步骤。但是,用心理测量学更加专业的眼光来看,“有效性”指的是评估工具涵盖设计者希望其涵盖内容的比例。如果一种评估工具能够检测需要检测的概念,那么该工具就可以认为是具有实质效性的。与实质有效性相对的是表面有效性,后者反映使用测量工具的人(健康服务提供者和患者)对该工具的评价,即该工具是否能检测到设计该工具时希望其能检测的内容。长期以来,专家和临床医师一直专注于(测量工具中)指标的选择,但是与教育系统检测标准不同的是,新的有效性标准中整合了患者反映的信息。FDA 指南提出了“通俗标准”,

即一个 PRO 评估系统,对使用它的患者来说需要"通俗易懂",且要包含需要评估疾病 / 治疗相关的症状。故在开发指标的过程中往往包含患者采访和评论等过程,该方法称为"质量研究"或"认知采访"。如果一种新的测量工具被开发出来,那通常意味着其包含的指标和量表是有意义的、可以被患者理解的。如果某项研究使用已经存在的测量工具,认知报告会支持在该研究或试验中使用该工具的合理性。FDA 指南推荐,在药物档案——包括新的免疫治疗药物的档案中,需要包含认知报告研究,作为申请标签的支持材料。

3. **同证效度** 指使用相似但是独立的检测手段,是否能得到与本检测手段类似的结果。通过使用新的检测手段与"金标准"检测方法所得的结果进行对比,从而来判定新方法对感兴趣的指标(症状)的检测效度。不幸的是,在症状检测中,这样的"金标准"非常少。有一些同证效度研究使用既往已经被验证过的检测手段或 HRQL 体系中的症状特异性子量表作为参照,如使用 SF-36 的疼痛量表或是心境状态量表(profile of mood states,POMS)中的疲乏量表来检测同证效度。

4. **已知组别效度** 是指检测工具分辨可预测结果组别的能力。例如,在检测工具中,体力状态不佳、晚期的癌症患者,其所检测到的症状负荷应该比良好体力状态、早期癌症患者更大。同样,接受高强度治疗的患者,其接受治疗后的治疗相关症状(如疲乏),检测结果应该比治疗前更严重。

5. **改变的敏感性** 已知组别效度为横断面指标,而一项检测手段的敏感性需要通过反复检测不断变化的症状来评估。敏感性通常包含一个时间维度,即在某段时间内检测手段所得到的具有某种趋势的改变。例如,疼痛严重程度评分在服药前后的对比研究中、在患者接受适当的治疗后,其评分应该相应降低。同样,接受强化疗的患者,随着治疗的进行,其治疗相关症状应该越来越严重,而症状评估工具需要能准确检测到这样意料之中的改变。

6. **实用性** 除了需要对改变敏感、可靠性与效度能接受等特点外,一个理想的症状评估工具还需要简洁易操作,从而来减少患者负担。如果该工具是用来多次评估一段时间内症状改变的,则简洁性就显得尤为重要。症状评估工具同时也需要浅显易懂,最好是 5 年级的难度,这样即便受教育程度较低的患者也能尽量在没有协助的情况下完成。工具的多种语言版本也很重要,特别是在面向来自不同国家和语言背景患者的时候。最后,测量工具的结果(打分)要直观易懂,这样报告症状的患者和接收症状的医师都能很直观地理解所得结果。

(二)常用的症状评估工具

1. **疼痛评估工具** 需要反映:①个体在经受疼痛时具体经历的内容;②在经过设计的治疗后疼痛应该会怎样变化。这些内容一直是临床试验中关于方法学、检测手段和疼痛评估的倡议(initiative on methods,measurement and pain assessment in clinical trials,IMMPACT)的重要关注点。关于该工作组的出版物都在其官方网站上,这些资料也是症状相关临床试验工作者的重要资源。IMMPACT 细化了临床疼痛相关试验中的检测内容,如疼痛强度、牵涉痛,以及治疗对其他症状(包括情绪)的影响。在这些工具中,有一个单症状、多因素的工具是简明疼痛评估量表(brief pain inventory,BPI),可检测上述各维度。

其他癌症中常用的疼痛评估工具还有 McGill 疼痛问卷短表(近期有更新),SF-36 量表和 EORTC QLQ-C30 疼痛量表等。

2. **疲乏评估工具** 疲乏是癌症患者最常描述的症状,在晚期癌症和癌症治疗过程中也很常见。关于疲乏，争论的焦点在于如何去准确测量，很多人认为疲乏应该是多维度的，包含生理、心理甚至是情绪方面的因素。有人提出，单因素疲乏评估和单症状、多因素疲乏评估均太简单，不能反映疲乏的复杂构成；相反的，想要准确反映疲乏复杂性的问卷往往又有太多问题，所需要的时间太长，比短表对患者负担更大。

简明疲劳量表（brief fatigue inventory，BFI）为单症状、多指标评估手段，由 BPI 改变而来。BFI 可用于临床筛查和临床试验中，对疲乏严重程度进行快速评估。临床根据 BPI 的条目开发出该量表，并且比较了该量表在癌症住院/门诊患者与社区普通成年人中的心理、躯体特点。与 BPI 一样，BFI 通过 3 个指标评估疲乏程度，6 个指标评估疲乏对日常行为能力的影响。开发 BFI 的目的是评估疲乏的程度和对日常生活的影响两方面。有几项研究显示，BFI 所包含的所有指标，其实是指向同一个维度。该结果与 Lai 等的报道一致，他们在 555 例肿瘤患者中检测了 72 个疲乏指标，最后发现，癌症相关的疲乏其实是一个单维度的问题。

其他单症状、多指标疲乏检测手段，包括癌症疲乏量表、疲乏症状检测表、FACT 疲乏、Lee 氏疲乏量表、多维疲乏检测表、改良 Piper 疲乏量表和 Schwartz 癌症疲乏量表等。

3. **个体症状指标库**　患者报告结果测量信息系统（patient-reported outcomes measurement information system，PROMIS）是美国国立卫生研究院（NIH）资助的项目。旨在开发更灵活、一致性好的 PROs 测量系统。PROMIS 已经研发出，并且在持续测验不同 PROs 相关指标，以期在临床研究中有效、准确评估 PROs。PROMIS 正在根据最初的线索，使用 IRT 原理来产生患者自报问题集。

PROMIS 指标库和所用的 IRT 方法使其成为 PROs 研发中的一项重大突破，但是仍然有大量工作要做，来为 PRO 的实用性提供依据，从而使其被医师接受。

4. **不良事件报告的指标库**　为了补全常见不良事件通用术语标准（common terminology criteria for adverse events，CTCAE），美国国家癌症研究所（National Cancer Institute，NCI）开发了患者报告结果版本的 CTCAE（PRO-CTCAE）。确认版 PRO-CTCAE 包含 124 个指标，能反映 78 个不良反应症状，每个不良反应都是用一个或者多个属性来描述，特别是有无该症状、频率、程度和/或对日常生活能力的影响。PRO-CTCAE 包含所有癌症治疗模块中全部的治疗相关症状。其频率、程度和对日常生活能力的影响打分均为 0~4 分（频率：0 分为从来没有，1 分为少见，2 分为偶尔，3 分为经常，4 分为几乎持续存在；严重程度：0 分为无，1 分为轻度，2 分为中度，3 分为严重，4 分为非常严重；对日常生活能力的影响：0 分为无，1 分为一点点，2 分为一些，3 分为不小，4 分为非常大）。对于症状是否存在的备选答案是：0 分为无，1 分为有。所有指标回顾的时间是过去 7d。开发 PRO-CTCAE 是为了补全 CTCAE，其主要的目的是用来描述和阐明研究所用药物的毒性。PRO-CTCAE 已被一项大型多中心的研究证实是可行的，但是由于这个系统开发成功的时间不久，还需要做很多工作来确认不同 PRO-CTCAE 打分的临床含义。

5. **多症状评估工具**　免疫疗法会产生一系列症状。一个理想的多症状评估工具应该包括最频繁发生和最令患者痛苦的症状。同时，评估应简短，易于理解。多症状评估工具量表可用于识别各种癌症和治疗中普遍存在和令人痛苦的各种症状。例如，医学博士安德森症状量表（M.D.Anderson symptom inventory，MDASI）是一个简单的衡量癌症相关症状严重程度和影响的工具，而不管癌症或治疗类型。MDASI 是在之前评估单一症状严重性和影响的基础上开发的,包括短期疼痛量表和短期疲劳量表。MDASI 要求癌症患者对开始治疗后常见的 13 种症状的严重程度进行评分:疲劳、睡眠紊乱、疼痛、困倦、食欲缺乏、恶心、呕吐、呼吸急促、麻木、记忆困难、口干、痛苦和悲伤。患者用 11 点数字评分法(0~10 分),对过去 24h 内出现的每种症状和最严重的程度进行评分,0 分代表"不存在",10 分代表"你能想象到的最严重程度"。MDASI 还包含 6 个项目,用于在过去 24h 内评估症状对患者生活各方面的影响程度:一般活动、情绪、行走能力、正常工作(包括户外工作和家务)、与他人的关系以及享受生活。每一项也按 11 点数字评分法,0 分表示"没有影响",10 分表示"完全影响"。

其他常用的多症状评估工具包括 EORTC QLQ C30、鹿特丹症状量表、症状困扰量表、记忆症状评估量表(memorial symptom assessment scale,MSAS)、埃德蒙顿症状评定量表(Edmonton symptom assessment system,ESAS)和症状监测等。

四、患者报告结局在免疫治疗中的应用

虽然肿瘤免疫治疗的临床研究开展得如火如荼,但仍缺乏免疫治疗相关患者报告的症状数据。有少数研究报道了 HRQL 与免疫治疗的关系,但以症状为重点的 PRO 更具相关性,因为其接近免疫治疗的效果。Bordoni 等在一项研究中使用了 EORTC-QLQ-C30,包括用 PRO 进行多症状评分,评估的频率为每个周期的第 1 天收集 PRO,直至治疗结束,这样的评估频率可能不利于精确随访症状的变化,每周的 PRO 评估更可能提供有用的数据。评估 PRO 不一定要在临床访问时进行,可以通过各种管理模式来完成(如电话或网络)。这种频繁的评估对临床医师来说是至关重要的,能了解患者对预期肿瘤治疗的耐受能力,并改善以患者为中心的护理。除了延长癌症患者的生存期外,症状 PRO 在药物开发中扮演的角色更为重要,尤其是对于新的免疫治疗药物。然而,接受免疫治疗患者症状数据收集的缺乏,阻碍了对这些症状变化及其对日常功能干扰的理解。

在免疫治疗研究中使用 PRO 时,实用性、易管理、患者(评估)负担水平和可解释性等问题是需要考虑的关键因素。免疫疗法在很多情况下都能延长患者的生存时间,但对患者的感受和机体功能的改善尚不清楚。PRO 侧重症状负担的评估,可以提高对免疫治疗效果的理解。许多症状测量方法可以满足各种需求,但需要批判性地思考如何使用。可以向其他治疗模式的患者问类似问题,如治疗是否会减少目前的症状(如肺癌患者出现呼吸急促)或预防正常情况下预期会发生的症状(如某些癌症治疗引起的神经病变)?这种疗法是否对症状有快速缓解效果?需要在短时间内反复评估,可能是每天或每周 3 次。或者说,这种疗法会对症状产生逐渐改善的效果,如姑息性放疗相关疼痛减轻。如果对症状的影响是迅速的,重复使用简短和易管理的症状测量方法可能是最好的选择;如果症状变化缓慢,则应减少评估的频率,并可能包括额外的症状评估项目。

选择用于免疫治疗评估的症状项目是另一个挑战。包括 MDASI 在内的许多症状测量方法,因其包含了针对疾病或治疗的特定项目而得到进一步改善。例如,MDASI 的头颈部模块包括吞咽困难和口腔溃疡等项目,以强调影响头颈部癌症的本质。然而,免疫治疗相关的综合、全面的症状评估项目尚未确定,虽然免疫相关不良事件为这些症状评估提供了一些依据,但临床医师还需要直接询问患者本人,这也是一种被监管机构广泛接受的方法。

五、展望

对于免疫疗法,人们不仅重视癌症患者存活时间的延长,而且对患者在接受癌症治疗时的感觉和功能也越来越关注。由于假性进展及超进展等特殊现象的存在,患者的症状也显得尤为重要。要了解患者的感觉,最好是使用 PRO 直接询问其症状。许多使用免疫治疗药物的研究已经开始将 PRO 纳入研究设计中。其中许多研究仍处于起步阶段,许多涉及症状评估的问题尚未解决,如给药频率和所选症状列表是否足以涵盖免疫治疗的已知和未知效果。这些领域为未来的研究提供了潜在的丰富的研究空间。

(赵　静　包敏伟　苏春霞)

参考文献

[1] TAZDAIT M, MEZQUITA L, LAHMAR J, et al. Patterns of responses in metastatic NSCLC during PD-1 or PDL-1 inhibitor therapy: Comparison of RECIST 1. 1, irRECIST and iRECIST criteria. European Journal of Cancer, 2018, 88: 38-47.

[2] HODI FS, BALLINGER M, LYONS B, et al. Immune-modified response evaluation criteria in solid tumors (imRECIST): refining guidelines to assess the clinical benefit of cancer immunotherapy. Journal of Clinical Oncology, 2018, 36 (9): 850-858.

[3] SEYMOUR L, BOGAERTS J, PERRONE A, et al. iRECIST: guidelines for response criteria for use in trials testing immunotherapeutics. Lancet Oncology, 2017, 18 (3): E143-E52.

[4] KATZ SI, HAMMER M, BAGLEY SJ, et al. Radiologic pseudoprogression during anti-PD-1 therapy for advanced non-small cell lung cancer. Journal of Thoracic Oncology, 2018, 13 (7): 978-986.

[5] FUJIMOTO D, YOSHIOKA H, KATAOKA Y, et al. Pseudoprogression in Previously Treated Patients with Non-Small Cell Lung Cancer Who Received Nivolumab Monotherapy. Journal of Thoracic Oncology, 2019, 14 (3): 468-474.

[6] WON SE, PARK HJ, BYUN S, et al. Impact of pseudoprogression and treatment beyond progression on outcome in patients with non-small cell lung cancer treated with immune checkpoint inhibitors. Oncoimmunology, 2020, 9 (1): 1776058.

[7] PARK HJ, KIM KW, PYO J, et al. Incidence of pseudoprogression during immune checkpoint inhibitor therapy for solid tumors: a systematic review and meta-analysis. Radiology, 2020, 297 (1): 87-96.

[8] JIA WX, GAO QQ, HAN AQ, et al. The potential mechanism, recognition and clinical significance of tumor pseudoprogression after immunotherapy. Cancer Biology&Medicine, 2019, 16 (4): 655-670.

[9] GUIBERT N, MAZIERES J, DELAUNAY M, et al. Monitoring of KRAS-mutated ctDNA to discriminate pseudo-progression from true progression during anti-PD-1 treatment of lung adenocarcinoma. Oncotarget, 2017, 8 (23): 38056-38060.

[10] LEE JH, LONG GV, MENZIES AM, et al. Association between circulating tumor DNA and pseudoprogression in patients with metastatic melanoma treated with anti-programmed cell death 1 antibodies. JAMA Oncol, 2018, 4 (5): 717-721.

[11] SANMAMED MF, PEREZ-GRACIA JL, SCHALPER KA, et al. Changes in serum interleukin-8 (IL-8) levels reflect and predict response to anti-PD-1 treatment in melanoma and non-small-cell lung cancer patients. Annals of Oncology, 2017, 28 (8): 1988-1995.

[12] MATSUO N, AZUMA K, HATTORI S, et al. Association between soluble immune mediators and tumor

responses in patients with nonsmall cell lung cancer treated with anti-PD-1 inhibitor. International journal of cancer, 2019, 144 (5): 1170-1179.

［13］ JENSEN TJ, GOODMAN AM, KATO S, et al. Genome-wide sequencing of cell-free DNA identifies copy-number alterations that can be used for monitoring response to immunotherapy in cancer patients. Molecular Cancer Therapeutics, 2019, 18 (2): 448-458.

［14］ 匡正, 应明真. 免疫检查点抑制剂治疗相关超进展的研究现状. 临床肿瘤学杂志, 2020, 25 (2): 176-181.

［15］ CHAMPIAT S, DERCLE L, AMMARI S, et al. Hyperprogressive disease is a new pattern of progression in cancer patients treated by anti-PD-1/PD-L1. Clin Cancer Res, 2017, 23 (8): 1920-1928.

［16］ FERRARA R, MEZQUITA L, TEXIER M, et al. Hyperprogressive disease in patients with advanced non-small cell lung cancer treated with PD-1/PD-L1 inhibitors or with single-agent chemotherapy. JAMA Oncol, 2018, 4 (11): 1543-1552.

［17］ CHAMPIAT S, FERRARA R, MASSARD C, et al. Hyperprogressive disease: recognizing a novel pattern to improve patient management. Nat Rev Clin Oncol, 2018, 15 (12): 748-762.

［18］ DUECK AC, MENDOZA TR, MITHELL SA, et al. Validity and reliability of the US National Cancer Institute's Patient-Reported Outcomes Version of the Common Terminology Criteria for Adverse Events (PRO-CTCAE). JAMA Oncol, 2015, 1 (8): 1051-1059.

［19］ SCHADENDORF D, DUMMER R, HAUSCHILD A, et al. Health-related quality of life in the randomised KEYNOTE-002 study of pembrolizumab versus chemotherapy in patients with ipilimumab-refractory melanoma. Eur J Cancer, 2016, 67: 46-54.

［20］ EFFICACE F, GAIDANO G, LO-COCO F. Patient-reported outcomes in hematology: is it time to focus more on them in clinical trials and hematology practice？ Blood, 2017, 130 (7): 859-866.

第五章 肺癌免疫治疗展望

第一节 疗效预测分子标志物

免疫治疗的出现极大地改变了肺癌患者的治疗模式选择。特别是对于部分罹患晚期肺癌的患者,其生存期得到了显著延长。同时人们也发现,尽管有些患者接受免疫治疗后可获得持久应答,但并非所有患者都有机会获得这样的临床获益,而部分患者则表现出明显的免疫相关不良反应(irAEs)。鉴于此,寻找有效的生物标志物来预测患者接受免疫治疗后的反应变得至关重要。目前,肿瘤程序性死亡蛋白配体-1(PD-L1)仍是肺癌免疫治疗中最主要的生物标志物。尽管 PD-L1 检测在指导临床实践中仍具有一定的局限性,但通过免疫组织化学(immunohistochemistry,IHC)方法测定的 PD-L1 蛋白表达水平与治疗反应相关。最近,多项研究表明 TMB 可作为一种独立于 PD-L1 表达的生物标志物用于筛选免疫治疗的获益人群。此外,基因表达谱特征(gene expression profiling,GEP)、肿瘤基因型(如激活型 EGFR 等驱动基因)以及肿瘤微环境中肿瘤浸润淋巴细胞的密度等似乎也对免疫疗法的结局有所影响。来自外周血的血清学标志物也已显示出一定的预测能力,目前正在进一步研究中,有可能成为新的免疫治疗应答检测的动态标志物。

一、肿瘤程序性死亡蛋白配体-1

通过 IHC 方法检测肿瘤程序性死亡蛋白配体-1(PD-L1)的表达是当前指导晚期非小细胞肺癌(NSCLC)患者使用免疫检查点抑制剂的标准检测指标。多项前瞻性临床试验已证明肿瘤组织中 PD-L1 表达水平与临床疗效之间存在相关性。在一线治疗中,KEYNOTE-024 研究帕博利珠单抗(pembrolizumab)与含铂双药化疗在 PD-L1 高表达转移性 NSCLC 受试者中进行的随机开放标签Ⅲ期临床试验显示,与标准化疗方案相比,帕博利珠单抗组受试者的 OS 显著延长。该研究中 PD-L1 高表达定义为在大于 1/2 的肿瘤细胞中 PD-L1 表达(即 PD-L1 表达 ≥ 50%)。对于接受免疫检查点抑制剂作为二线治疗的试验中,接受纳武利尤单抗(nivolumab)治疗的受试者组中所有受试者均显示出比多西他赛组患者具有更长的生存期,同时 PD-L1 表达较高的患者获益更加明显;而帕博利珠单抗在 PD-L1 阳性(PD-L1 表达 ≥ 1%)患者中也可延长二线治疗患者的生存时间。PD-L1 作为生物标志物的预测价值也可能取决于不同的组织学亚型。在腺癌中 PD-L1 表达与对检查点抑制剂应答之间的相关性可能比鳞状细胞癌更强。CheckMate-057 研究(纳武利尤单抗与多西他赛在转移性非鳞状 NSCLC 二线治疗中进行的开放标签随机Ⅲ期试验)中,高表达PD-L1 的肿瘤受试者中表现出更好的临床效果。CheckMate-017 研究(纳武利尤单抗与多西他赛在晚期或转移性鳞状细胞 NSCLC 二线治疗中的开放标签随机Ⅲ期试验)中,尽管它也证明纳武利尤单抗改善了 PFS 和 OS,但 PD-L1 在肿瘤细胞上的表达既无预后也无预测价值。

尽管现有试验结果中有大量证据表明 PD-L1 表达水平与患者的临床疗效相关,但PD-L1 作为肺癌免疫治疗的生物标志物仍存在一定的争议。测试平台的差异、不同的免疫制剂之间、使用不同的表达临界阈值,以及肿瘤中 PD-L1 表达的时间和空间异质性等问题,均限制了其在实际应用中的可行性。

目前临床实践中存在多种可及的 PD-L1 检测平台与试剂。例如,纳武利尤单抗使用28-8 抗体克隆,而帕博利珠单抗使用 22C3 抗体克隆进行检测,阿替利珠单抗(atezolizumab)的伴随诊断抗体克隆为 SP142,而度伐利尤单抗(durvalumab)使用 SP263 抗体克隆。此外,在以上这些免疫检查点抑制剂的相关临床试验中也使用了不同的标准来定义 PD-L1 的表达值及阈值范围,最终导致了其各自不同的适应证。例如,用 22C3 抗体检测 PD-L1 表达 ≥50% 的肿瘤基于 KEYNOTE-024 研究,符合一线单药帕博利珠单抗的治疗适应证,而PD-L1 表达 ≥1% 的肿瘤基于 KEYNOTE-042 研究结果,可根据个体情况选择免疫检查点抑制剂或含铂化疗方案治疗。此外,无论 PD-L1 表达情况如何,都批准了纳武利尤单抗用于 NSCLC 患者的二线治疗。在 PD-L1 的表达评估上,与仅评估肿瘤细胞膜上 PD-L1 表达的 22C3、28-8 和 SP263 抗体不同,阿替利珠单抗使用 SP142 抗体同时测量肿瘤细胞和浸润性免疫细胞上的 PD-L1 表达水平。根据肿瘤细胞和免疫细胞上的表达水平,阿替利珠单抗评分系统将 PD-L1 表达从最小到最大分为 4 档。最低分定义为 0 个肿瘤细胞和 0 个免疫细胞,在肿瘤细胞和免疫细胞上 PD-L1 的表达均<1%,而最高分的类别是 PD-L1 的表达在肿瘤细胞上 ≥50% 或在 ≥10% 免疫细胞中。阿替利珠单抗被批准用于二线治疗,而与 PD-L1的表达无关。因为所有 PD-L1 亚组,包括最低的 PD-L1 表达<1% 亚组中,都显示出阿替利珠单抗比多西他赛有生存获益。

一项多中心研究 BLUEPRINT 研究关注于不同 PD-L1 分析的表现,其比较了 4 种伴随诊断的 PD-L1 IHC 检测方法,分别用于帕博利珠单抗(22C3)、纳武利尤单抗(28-8)、阿替利珠单抗(SP142)和度伐利尤单抗(SP263)的 PD-L1 检测。结果表明,以 22C3、28-8 和 SP263三种伴随诊断抗体测定的肿瘤细胞上的 PD-L1 表达情况具有较高的可比性,而 SP142 的染色率却较低。另外,在比较原发部位和转移部位 PD-L1 表达的研究中发现,PD-L1 的表达在肿瘤内可能是空间异质的。特别是,检查配对的原发性肺肿瘤组织和转移性脑组织的研究表明,PD-L1 表达存在显著差异。

尽管通过 IHC 检测的肿瘤细胞表面 PD-L1 表达仍然是预测 NSCLC 对免疫检查点抑制剂疗效的推荐方法,但它并不是完美的预测生物标志物。并非所有 PD-L1 表达高的患者都对治疗有反应或表现出持久的临床获益。在 KEYNOTE-024 中,仅包括 PD-L1 表达 ≥50%的肿瘤患者,用帕博利珠单抗治疗的受试组的总缓解率仅为 45%;这意味着,即使在 PD-L1表达水平高的人群中,仍有很大一部分患者对免疫治疗无反应。

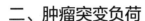

二、肿瘤突变负荷

肿瘤突变负荷(TMB)是预测实体肿瘤患者对免疫检查点抑制剂反应的重要生物标志物之一,在多种肿瘤类型中均已证明 TMB 与抗 PD-1 或抗 PD-L1 治疗的 ORR 之间存在相关性。TMB 定义为肿瘤基因组中每个编码区域内包括碱基替换和短插入/缺失在内的突变总数。以往主要使用全外显子组测序的方法来测算体细胞突变的数值。由于技术的发展,基于 FoundationOne CDx 分析的下一代测序技术现已广泛用于估算 TMB 的数值大小。在不同类型的瘤种之间,TMB 的数值大小存在显著差异,其中黑色素瘤的突变数量最高,而消化系统肿瘤,如胰腺癌和错配修复功能完整(proficient mis-match repair,pMMR)的结直肠癌,数值很低。对于肺癌患者,在吸烟相关的肺癌中 TMB 的数量相对较高,而从不吸烟者中的肿瘤表现出较低的 TMB。通常认为,大量体细胞突变会导致肿瘤细胞表面表达更多的肿瘤新生抗原,从而增加免疫原性,并导致肿瘤对免疫检查点抑制剂的治疗更加敏感。

在临床上,数项研究已证明了较高的 TMB 与免疫检查点抑制剂的疗效存在相关性。Rizvi 等对此进行研究发现,TMB 和新抗原水平更高的 NSCLC 患者接受帕博利珠单抗治疗后具有更长的 PFS 和持久的临床获益。来自 CheckMate-026 研究的探索性指标分析显示,对于高 TMB(TMB ≥ 243)的 NSCLC 患者,一线接受纳武利尤单抗治疗后 PFS 与 ORR 均显著高于标准化疗组。CheckMate-227 研究(纳武利尤单抗或纳武利尤单抗/伊匹木单抗或纳武利尤单抗/含铂双药在晚期或复发性 NSCLC 受试者中的开放标签随机 Ⅲ 期试验)中,分析了 TMB 在伊匹木单抗/纳武利尤单抗联合用药反应中的预测价值。该试验证明,不论 PD-L1 的表达水平或组织学类型如何,高 TMB 患者(根据 Foundation One CDx 分析确定,TMB ≥ 10/MB)接受免疫双药作为一线治疗时其 PFS 较接受联合化疗的患者更长。同时,在 PD-L1 表达<1% 且高 TMB 的肿瘤中也观察到了这种生存获益,这一结果表明 PD-L1 表达的预测价值并非唯一的疗效预测标志物,肿瘤的免疫原性可能较 PD-L1 涵盖更为广泛的影响因素。

尽管获得了这些最初的阳性发现,但 TMB 作为 NSCLC 免疫治疗生物标志物的作用仍然有待进一步明确。在 CheckMate-227 随后的 OS 数据显示,伊匹木单抗(ipilimumab)/纳武利尤单抗在高 TMB 患者并未表现出统计学意义的获益;此外,在 TMB<10/MB 的患者中,总生存获益也无明显差别。此外,TMB 作为生物标志物还具有其他局限性,包括所用测试平台之间缺乏标准化,以及缺乏明确固定的 TMB 阈值用于定义具体的 TMB 高低。

三、肿瘤浸润淋巴细胞

已有的多项临床研究显示,肿瘤组织中存在的淋巴细胞浸润程度可能具有预后价值,在多种癌症类型中更多的肿瘤浸润淋巴细胞(TIL)与生存时间的改善相关。在 NSCLC 中的观察已经证实,高水平的 TIL(包括 CD8 阳性、CD3 阳性和 CD4 阳性 TIL)与存活时间的延长相关。高密度 TIL 被认为反映了患者的免疫系统对肿瘤细胞更强的识别与免疫杀伤能力,也代表了 T 细胞相关的炎性肿瘤微环境。这种炎性肿瘤微环境表型可能对免疫检查点抑制剂治疗更为敏感。

NSCLC 的一项研究中,在对 53 名 NSCLC 患者的样本检测中发现了对阿替利珠单抗(atezolizumab)的治疗反应与 TIL 上 PD-L1 表达的程度之间存在相关性。并且,该研究中肿瘤细胞上 PD-L1 的表达情况反而与治疗应答无关。在治疗前基线和治疗期间,TIL 的情况可以预示接受治疗后的临床与影像学应答。目前仍需要进一步的研究来确认该生物标志物的预测意义,并确定 TIL 密度升高的阈值。

四、肿瘤驱动基因

对所有转移性 NSCLC 患者,均应进行表皮生长因子受体(EGFR)和间变性淋巴瘤激酶(ALK)突变及 ROS1 等基因的检测。尽管大部分驱动基因阳性患者,如 EGFR 外显子 19 突变和 21 突变患者,口服酪氨酸激酶抑制剂(TKI)后可能表现出较持久的临床应答,但所有患者都会不可避免地因为耐药而终止治疗。目前已有研究探索免疫治疗在敏感驱动基因 TKI 治疗后进展患者中的治疗效果。

但是,与其他常见基因型的肿瘤相比,EGFR 阳性与 ALK 阳性肿瘤患者对免疫检查点抑制剂治疗的应答效果并不理想。在二线治疗中,免疫检查点抑制剂单药治疗的应答甚至差于化疗。特别是有一些证据表明,临床实践中发现 EGFR 突变阳性与免疫治疗后超进展有关,如第四章第三节"超进展"中详述,这种现象可能是由于 EGFR 激活突变导致 PD-1 和 PD-L1 上调引起的。当然,目前尚不确定 EGFR 突变肿瘤与免疫治疗后超进展是否存在因果关系,因为使用 TKI 治疗停药后本身存在一定可能使得病情迅速发展,并可能高估了由于免疫检查点抑制剂导致的肿瘤进展。

与此相反,其他研究证明了鼠类肉瘤病毒癌基因(kirsten rat sarcoma viral oncogene, KRAS)阳性肿瘤的免疫原性增强,PD-L1 表达水平更高,且 TIL 密度更高,因而对免疫检查点抑制剂治疗应答更好。但同时需要注意的是,KRAS 突变型 NSCLC 总体上是一个存在异质性的大类别,不同的伴随突变可能会导致不同的治疗结局。在回顾性分析中,特别是在伴随丝氨酸/苏氨酸激酶 11/肝激酶 B1(STK11/LKB1)突变型中,KRAS 阳性患者会有更大可能性表现出对免疫检查点抑制剂的耐药,即用检查点抑制剂治疗 STK11/LKB1 基因伴随突变的 KRAS 突变型肿瘤表现出较差的临床结局,即使同时伴有 PD-L1 阳性表达。

五、基因表达谱特征

基因表达谱(GEP)分析是免疫治疗生物标志物研究的一个热点领域,已有多项研究提示了其预测疗效的潜在用途。免疫相关基因组成的表达谱,特别是与 IFN-γ 信号通路和 T 细胞活化相关的特征基因,可能在多种实体肿瘤中与治疗应答具有相关性。在 POPLAR 研究[比较阿替利珠单抗(atezolizumab)与多西他赛治疗铂类药物治疗失败后 NSCLC 患者的有效性和安全性的 II 期、开放标签、随机多中心研究]中,效应 T 细胞相关分子和 IFN-γ 通路相关基因在肿瘤内高表达的患者表现出更长的生存时间。Impower-150 研究中,效应 T 细胞相关分子和 IFN-γ 通路相关基因高表达者对阿替利珠单抗/含铂双药/贝伐珠单抗(bevacizumab)治疗的获益较无免疫治疗组更加显著。GEP 这一生物标志物因其与肿瘤内免疫原性的相关性而有望成为一种广泛适用的免疫治疗预测生物标志物,其最佳组合与检验的方法仍需要进一步的研究加以明确。

六、血清生物标志物

在临床实际工作中会出现肿瘤活检组织量不足,甚至无法获取活检组织的情况。鉴于血液样品相对容易获取且创伤较小,以外周血生物标志物作为免疫治疗的预测标志物是重要的研究方向之一。目前,患者治疗期间常规取得的实验室检查结果(如血常规分析等)已被证明可以作为潜在的预测生物标志物。例如,可根据血常规分析报告的结果进行计算,中性粒细胞与淋巴细胞在单位体积外周血中的绝对计数之比[中性粒细胞/淋巴细胞之比(neutrophil-to-lymphocyte ratio,NLR)]作为生物标志物已引起广泛关注。中性粒细胞高但淋巴细胞浸润低的肿瘤微环境被认为可促进肿瘤异常血管生成并抑制细胞凋亡,促进肿瘤的发生。目前已在多种癌症类型(包括黑色素瘤、乳腺癌和各种胃肠道癌症)中研究了这一生物标志物的效用。在 NSCLC 患者中对 NLR 的研究中,治疗前基线时 NLR 比值高可能是转移性 NSCLC 患者的不良预后指标。除了预后外,NLR 还可以作为免疫检查点抑制剂治疗的预测指标。在纳武利尤单抗(nivolumab)用于二线治疗的回顾性研究中发现,患者的 NLR 与治疗后应答相关。除了 NLR 这一指标外,嗜酸性粒细胞绝对计数、单核细胞绝对计数和血小板-淋巴细胞计数比值等,也被证明与免疫检查点抑制剂治疗的预后相关。

七、总结

以免疫检查点抑制剂为代表的免疫治疗在 NSCLC 患者的治疗中迎来了激动人心的时刻,极大地改变了晚期疾病的治疗模式。使用 IHC 方法检测的 PD-L1 表达仍然是当前 NSCLC 患者应用免疫检查点抑制剂治疗的标准检测指标。但是,PD-L1 检测仍具有局限性。并非所有高表达患者都对免疫治疗有反应,有些低表达或无表达的患者仍然可能获益。这种不一致也促使研究者关注于其他可行的生物标志物。作为替代的生物标志物,TMB 显示出巨大的潜力。但是由于临床研究结果之间的不一致性,其作为生物标志物的未来作用仍不能确定。特定的肿瘤基因型,如 *EGFR* 和 *ALK* 驱动基因阳性患者,似乎对免疫检查点抑制剂反应较弱,而 *KRAS* 突变型肿瘤似乎对治疗更加敏感。其他基于组织检测的探索性标志物,如基因表达谱特征,TIL 密度或活化型 TIL 的检测,也显示出了作为生物标志物的潜在可能。基于血清的标记物是一个重要的发展方向,因为这种标记物很容易获得,而且可以实现治疗过程中的动态采样,特别是当组织采样不足时。

(贾馨竹　朱　波)

第二节　免疫治疗耐药机制

肿瘤免疫治疗领域的重大挑战之一是了解复杂的耐药机制,并制订有效的应对策略来克服耐药。耐药可以是原发性的耐药(治疗开始后从未获得应答),也可以是获得性的耐药(初次治疗应答后出现耐药)。此外,肿瘤细胞的耐药性还可以分为内源性耐药和外源性耐药。当肿瘤细胞改变与免疫识别、细胞信号转导、基因表达和 DNA 损伤反应有关时,就会表现为内源性耐药。而发生在肿瘤细胞外的整个 T 细胞活化与杀伤过程缺陷造成的耐药则称为外源性耐药。

一、肿瘤免疫原性缺陷

肿瘤诱导适应性抗瘤免疫应答的能力首先取决于宿主将肿瘤细胞识别为异己的能力。高 TMB 及其伴随的更多肿瘤新生抗原在抗肿瘤免疫中起着重要作用。随着测序技术的改进,人们发现肿瘤内非同义突变会编码肿瘤新生抗原,从而推动针对癌细胞的细胞毒性杀伤。一个典型的证据是:免疫检查点抑制剂治疗的应答与 NSCLC 患者的高 TMB 和高新生抗原负荷相关;同时,TMB 低的免疫原性差的肿瘤类型(如胰腺癌和前列腺癌等)则对检查点抑制剂治疗应答较差。

基于新生抗原激发抗瘤应答这一原理,导致肿瘤细胞失去新生抗原表达的机制,可能会对免疫检查点抑制剂治疗产生获得性耐药。免疫编辑的概念阐明了新生抗原丢失对肿瘤免疫原性的影响。免疫编辑理论表明,免疫系统与肿瘤细胞之间的持续相互作用导致肿瘤内缺乏新生抗原表达的亚克隆具有更大的选择优势,最终导致较差的免疫原性和对免疫检查点抑制剂治疗的抵抗。并且随着肿瘤内异质性的增加,治疗应答可能更差。证据显示,用抗 PD-1/PD-L1 和细胞毒性 T 淋巴细胞相关抗原 4(CTLA-4)抑制剂治疗后复发的 NSCLC 患者的肿瘤组织中损失了 7~18 种潜在的新生抗原,支持了免疫编辑过程在获得性耐药中的发生。此外,肿瘤杀伤过程中分泌的 IFN-γ 进一步促进了细胞毒性 T 淋巴细胞介导的免疫编辑,导致免疫抵抗。DNA 复制与修复基因的功能缺失导致的遗传不稳定性,可通过不断累积非同义突变而产生更多的新生抗原,从而增加肿瘤内的免疫原性。包括 ATM、POLE、FANCA、ERCC2 和 MSH6 在内的多种 DNA 损伤反应基因中的突变显示与高 TMB 相关,并且具有更好的预后。

DNA 错配修复基因缺陷(dMMR)会导致肿瘤微卫星不稳定并表现出高 TMB 与强免疫原性,在包括肺癌在内的多种实体肿瘤中都可作为免疫检查点抑制剂的预测标志物。已知肿瘤中 PD-L1 表达是对免疫检查点抑制剂治疗有应答的重要预测指标,通常被用作指导 NSCLC 患者治疗选择的生物标志物。然而,无论 PD-L1 表达如何,缺少 TIL 的微环境都不可能对免疫检查点抑制剂产生应答。大量 TIL 浸润的 NSCLC 患者具有更好的治疗后应答,因此可以作为另一种评价肿瘤免疫原性的预测生物标志物。

二、抗原处理与呈递功能缺陷

从最初肿瘤新生抗原的暴露,到细胞毒性 T 淋巴细胞与记忆 T 细胞形成的过程中,肿瘤细胞可以通过多种机制逃避抗瘤免疫应答的杀伤。抗原呈递功能的障碍是导致免疫检查点抑制剂治疗失败的原因之一。MHC-Ⅰ类分子的下调使肿瘤细胞能够逃避免疫监视。β₂-微球蛋白突变或截断引起的功能丧失将导致 MHC-Ⅰ折叠和转运过程异常,MHC 复合体的稳定性下降,从而发生 MHC-Ⅰ介导的治疗耐药。此外,在 MHC-T 细胞受体(TCR)结合域内的突变也可干扰抗原呈递的过程,从而导致免疫检查点抑制剂治疗耐药。

IFN-γ 信号通路可通过 JAK/STAT 家族的受体和下游信号分子调控免疫应答。通过上调 MHC-Ⅰ的表达,IFN-γ 信号通路可以增强抗原呈递的能力。与此同时,IFN-γ 信号通路还可以通过增加 PD-L1 的表达达到负反馈的目的,实现适应性的细胞免疫应答。多项研究表明,JAK/STAT 信号传递的障碍将导致无法上调 MHC-Ⅰ和 PD-L1,进而引起对 PD-1 和 CTLA-4 阻滞剂的耐药。

除 PD-L1 与 CTLA-4 之外,其他抑制性信号分子的表达也会导致免疫治疗的耐药。在多个研究中,包括 T 细胞免疫球蛋白、TIM-3 和 LAG-3 在内的抑制性信号分子的补偿性上调会导致对免疫检查点抑制剂的获得性耐药。此外,B 和 BTLA,T 细胞免疫球蛋白和 ITIM 结构域蛋白(T cell immunoreceptor with Ig and ITIM domains,TIGIT),T 细胞活化的 V 域免疫抑制因子(VISTA)等抑制性分子的异常高表达与高度衰竭的 T 细胞状态相关。

三、肿瘤固有信号通路影响

由于致癌基因或抑癌基因的功能异常,肿瘤内信号通路的改变可以调节抗肿瘤免疫反应的强度。这些肿瘤固有信号通路通过改变肿瘤微环境内免疫细胞组成和细胞因子水平,从而使肿瘤对免疫检查点抑制剂产生抵抗力。

丝裂原激活的蛋白激酶(MAPK)通路参与包括增殖、凋亡和运动的多种细胞活动。该信号通路的异常在多种实体肿瘤的发生中起促进作用。异常活化的 MAPK 信号通过上调 VEGF 和多种其他抑制性细胞因子的表达损害 TIL 的募集和效应功能,从而导致免疫逃逸。

磷酸酶和张力蛋白同源物(phosphatase and tensin homolog,PTEN)的缺失导致磷脂酰肌醇 3- 激酶(PI3K)途径的激活,从而导致肿瘤的发生。PTEN 缺失通过促进 VEGF 表达并阻碍 CTL 的募集与功能活性。此外,PI3K-γ 抑制剂被证明可降低肿瘤微环境中的 MDSC 并在动物模型中改善对免疫检查点抑制剂的反应性。

WNT/β-catenin 信号是参与许多基本细胞过程的另一个经典致癌信号通路,在多种肿瘤组织中均观察到 WNT/β-catenin 信号转导异常,并且与细胞侵袭性和转移潜力相关。在肿瘤发生中,β-catenin 和 TIL 的水平呈负相关,并且导致对免疫检查点抑制剂治疗的耐药。

吲哚胺 2,3- 双加氧酶 1(IDO1),如第一章第二节所述,是一种将色氨酸转化为其代谢产物犬尿氨酸的限速酶,与抑制效应性 T 细胞功能和对免疫治疗的抗性有关。此外,犬尿氨酸的积累和必需氨基酸的消耗,导致 T 细胞无反应性和凋亡,最终导致免疫抑制、治疗应答差。

(贾馨竹 朱 波)

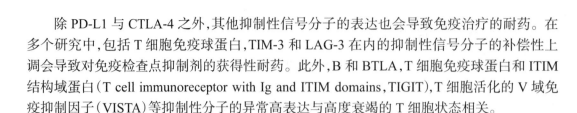

第三节 新型免疫制剂

免疫治疗极大地改变了包括 NSCLC 在内的多种实体肿瘤的治疗现状。当前免疫治疗的形式仍以抗 PD-1/PD-L1 等为代表的免疫检查点抑制剂为主,但总体上来讲其治疗的整体疗效并不足够理想。该部分中,我们将综述促进肿瘤抗原释放、激活效应 T 细胞抗瘤应答和新型免疫共抑制分子方面的最新进展,讨论免疫治疗的未来发展方向。

一、肿瘤疫苗

针对肿瘤的免疫应答首先依赖于肿瘤特异性抗原的存在。肿瘤疫苗通过引入特异性肿瘤新生抗原来启动宿主免疫系统,从而产生抗原特异性杀伤效应和记忆。目前研究的肿瘤疫苗可大致分为针对特定肿瘤抗原(抗原特异性)或针对泛靶点(如整个肿瘤细胞)的疫苗。泛靶点疫苗的目的是扩大肿瘤相关抗原的暴露范围。近 40% 的Ⅰ~Ⅱ期 NSCLC 中存在黑色素瘤抗原 A3（Melanoma Antigen A3，MAGE-A3）的过表达。在一项临床研究中，MAGE-A3 阳性Ⅰ B-Ⅱ期 NSCLC 患者在接受根治性手术后被随机分配至辅助 MAGE-A3 疫苗组或安慰剂组。结果显示，尽管所有接受免疫原性测试的患者均已产生抗 MAGE-A3 抗体，但其 DFS 或 OS 并没有得到延长。另一项纳入了 2 312 例Ⅰ B~Ⅲ AMAGE-A3 阳性 NSCLC 术后患者的研究中，MAGE-A3 疫苗组也没有显示出对于安慰剂组的生存获益。

黏蛋白 1（MUC-1）糖蛋白是 NSCLC 中鉴定发现的另一种肿瘤抗原，其通过与细胞表面受体的相互作用而促进肿瘤细胞的生长。针对 MUC-1 抗原目前已开发出两种肿瘤疫苗，即 L-BLP25（tecemotide，替西莫肽）和 MVA-MUC1-IL2（TG4010）。tecemotide 由合成的脂肽组成，Ⅰ期研究中证明该脂肽具有良好的耐受性和免疫原性。但是当其用于不可切除的Ⅲ期 NSCLC 患者放化疗后的维持治疗时并未能改善患者的生存时间。TG4010 联合安慰剂用于转移性 NSCLC 患者的一线治疗时，对比标准化疗组虽然带来了 0.8 个月的 PFS 延长，但是获益非常有限，其更优的治疗模式仍需进一步探索。

二、过继细胞治疗

与肿瘤疫苗激发患者自身的抗瘤免疫应答不同，过继细胞治疗（adoptive cell transfer，ACT）是获取患者自身的免疫细胞，如淋巴细胞等，再加以修饰扩增后将其回输至患者体内的治疗。这个过程可以使这些基因工程改造的 T 细胞直接靶向表达对特定肿瘤相关抗原的细胞进行破坏，包括嵌合抗原受体 T 细胞（CAR-T），T 细胞受体 T 细胞（T-cell receptor，TCR-T）或 TIL 等。CAR-T 和 TCR-T 细胞均经过基因工程处理，以靶向特定的肿瘤相关抗原。修饰的 TCR 是靶向特定 MHC- 表位肽复合物的高亲和力受体。比较而言，CAR-T 细胞则是 MHC 非依赖性的，并且包含具有肿瘤相关抗原特异性的单链抗体，该单链抗体同时与细胞内信号转导结构域相连，从而实现抗原识别与 CAR-T 细胞的活化。继在血液系统恶性肿瘤治疗中取得成功之后，研究人员正试图将其适应证扩展到包括 NSCLC 在内的实体瘤中。NSCLC 中开发 CAR-T 和 TCR-T 细胞治疗的主要障碍在于如何选择理想的肿瘤相关抗原，既要满足较高的阳性率从而覆盖更多患者，又要具有足够的特异性来减少脱靶带来的不良反应。目前处于早期临床试验的治疗靶点包括间皮素（MSLN）、MUC-1、癌胚抗原（CEA）、磷脂酰肌醇蛋白聚糖 -3（glypican-3，GPC3）、人表皮生长因子受体 2（Human epidermal growth factor receptor 2，HER2）和受体酪氨酸激酶样孤儿素受体 1（Recombinant Receptor Tyrosine Kinase Like Orphan Receptor 1，ROR1）等。

一项较早的研究评估了 TIL 作为Ⅱ~Ⅲ期 NSCLC 患者术后治疗的价值。从手术切除的肺部病变中获取组织样品，然后分离淋巴细胞和肿瘤细胞。这些细胞在含有重组人 IL-2 的培养基中进行活化与扩增。给予 TIL 回输治疗后，患者的 OS 得到了显著延长。但是，TIL 获取的技术障碍以及冗长的离体培养时间极大地限制了这一技术的推广应用。

三、肿瘤坏死因子受体超家族

肿瘤坏死因子受体超家族（tumor necrosis factor receptor superfamily，TNFRSF）是一组高度保守的Ⅰ型跨膜糖蛋白，具有富含半胱氨酸结构域。目前正在开展临床试验的包括 OX-40、CD27、糖皮质激素诱导的肿瘤坏死因子受体（GITR）、4-1BB 和 CD40 等。

（一）OX-40

OX-40（又名 CD134）是肿瘤坏死因子受体超家族成员 4（TNFRSF4），表达于活化的 T 细胞表面，与活化的抗原呈递细胞（APC）上的 OX-40 配体结合。OX-40 下游信号的活化可引起效应 CD4⁺T 细胞和记忆 CD4⁺T 细胞的扩增。OX-40 信号转导的异常将导致 CD4⁺T 细胞对抗原的反应性下降，减少记忆 CD4⁺T 细胞和 CD8⁺T 细胞的产生。在一项针对转移性实体瘤患者的 I 期研究中，给予 OX-40 激动性单克隆抗体治疗后，在 30 名入组受试者中有 12 名出现肿瘤缩小。不良事件主要为 1~2 级，耐受性良好。此外，还有大量抗 OX-40 单克隆抗体和一种融合蛋白类抗体正在开展临床试验。

（二）CD27

CD27（TNFRSF7）与 TNFR 超家族其他成员的不同之处在于，其在初始型和激活的效应 T 细胞上均持续表达。其配体 CD70 可瞬时表达于激活的树突状细胞、B 细胞和 T 细胞表面。它们的相互作用促进 CD8⁺T 细胞分泌效应分子和记忆分化。伐利鲁单抗（varlilumab，CDX-1127）是目前临床在研的人源化抗 CD27 单克隆抗体。目前还在进行一项 II 期研究以评估晚期实体瘤受试者中 varlilumab 和纳武利尤单抗（nivolumab）组合的安全性与有效性。

（三）GITR

GITR（TNFRSF18）可表达在 CD4⁺T 和 CD8⁺T 细胞表面。激动性抗 GITR 抗体可通过引起体内 Tregs 耗竭并降低抑制活性来逆转 Tregs 的负面作用，从而增强抗瘤免疫应答。与 PD-1 和 CTLA-4 抑制剂合用时，GITR 抑制剂的作用会进一步增强。目前临床试验正在进行中，检验多种激动性抗 GITR 抗体单药治疗，或与 PD-1 和 CTLA-4 抗体双药联合的安全性与有效性。

（四）4-1BB

4-1BB（CD137 或 TNFRSF9）是可表达于激活的 T 细胞的一种共刺激分子，对维持记忆性 T 细胞和抗原特异性 CD8⁺T 细胞的扩增非常重要。目前主要有 2 种激动性抗 4-1BB 单克隆抗体［乌托鲁单抗（utomilumab）或 PF-05082566；urelumab 或 BMS-663513］正在开展临床研究。最初的临床研究因出现严重的致命性肝损伤而提前终止。有趣的是，加入抗 CTLA-4 抗体减轻了这种自身免疫不良反应。

（五）CD40G

CD40 及其配体 CD40L（CD154）在多种不同的细胞类型中表达，包括 APC、B 细胞、血小板，甚至非造血细胞中如内皮细胞和平滑肌细胞。它们的相互作用对于树突状细胞的活化非常重要。而树突状细胞是形成有效的 CD8⁺T 细胞抗瘤免疫应答的关键环节。目前有 6 种激动性抗 CD40 单克隆抗体正在开展晚期实体瘤的相关研究。在 I 期研究中，常见的不良反应是输注后数分钟至数小时出现的发热、皮疹、恶心、呕吐和肌痛，以及 1~2 级的细胞因子释放综合征。此外，还有剂量相关的血液学毒性和肝脏毒性。在纳入研究的 29 位受试者（其中 5 位 NSCLC 受试者）中，有 14% 观察到了客观反应。

四、免疫球蛋白超家族

免疫球蛋白超家族（immunoglobulin superfamily，IgSF）是免疫治疗领域所关注的另一大类治疗靶点，包括淋巴细胞激活基因 3（LAG-3）、T 细胞免疫球蛋白黏蛋白 3（TIM-3）T 细胞免疫球蛋白和 ITIM 结构域蛋白（TIGIT）、杀伤细胞免疫球蛋白样受体（KIR）和 T 细胞活化的 V 域免疫抑制因子（VISTA）等。

（一）LAG-3

LAG-3（CD223）是重要的细胞表面分子，可定位于 Tregs 和效应 CD8$^+$T 细胞表面。抑制 LAG-3 可逆转 CD8$^+$T 细胞免疫耐受状态。通过阻滞剂阻断 LAG-3 下游信号可导致体内和体外效应 T 细胞的扩增和活化。目前正有多项临床试验探讨 LAG-3 和 PD-1 治疗的协同作用。由于 LAG-3 和 PD-1 的表达主要限于 TIL，与 CTLA-4 组合相比其毒性可能会减小。

（二）TIM-3

TIM-3 是表达在 1 型辅助性 T 细胞（Th1 细胞）上的一种膜蛋白，对细胞免疫的调控至关重要。同时其还在 CD8$^+$T 细胞、Tregs 上少量表达。TIM-3 与其配体 galectin-9 结合，可抑制 Th1 细胞的功能并诱导外周耐受形成。当 PD-1 与 TIM-3 在 TIL 上共表达时，会诱导 T 细胞进入衰竭状态。与单药治疗相比，针对 PD-1 和 TIM-3 的双重抑制在恢复抗肿瘤免疫和促使肿瘤消退方面具有协同作用。有研究发现，NSCLC 患者的组织标本中 TIM3 的表达与较差的生存期有相关性。抗 TIM-3 抗体相关的单药治疗或联合治疗策略正在 NSCLC 受试者中进行探索。

（三）T 细胞免疫球蛋白和 ITIM 结构域蛋白

T 细胞免疫球蛋白和 ITIM 结构域蛋白（TIGIT）表达于 NK 细胞、效应 / 记忆 T 细胞和 Tregs 表面。其具有 2 个配体 CD112 和 CD155，除了 APC 和 T 细胞外，它们还在肿瘤细胞上表达。TIGIT 与受体的结合导致对 IL-12 的抑制，从而破坏 T 细胞的稳态维持。TIGIT 在肿瘤微环境中的 TIL 表面高表达。TIGIT 与 PD-1、LAG-3 和 TIM-3 可同时表达于 CD8$^+$TIL 表面，导致效应 T 细胞功能失调，无法发挥抗肿瘤活性。有证据表明 IgSF 中的 TIM-3 阻断与其他免疫检查点抑制剂具有协同活性，因此有可能为今后新型免疫治疗策略的开发指出新的方向。目前，在一项针对局部晚期和转移性实体瘤的 I 期研究正在进行中。是否将 TIGIT 与其他免疫检查点抑制剂或其共抑制 / 刺激信号抗体联合使用尚需观察。

（四）VISTA

VISTA 是 B7 家族的成员，是一种非常保守的膜蛋白。主要存在于髓系的造血细胞中，如巨噬细胞、树突状细胞、MDSC 和中性粒细胞中。CA-170 是靶向 VISTA/PD-1 的新型小分子抑制剂，目前正在开展 I 期研究。初步结果没有显示剂量依赖的毒性，并观察到外周 T 细胞的扩增。

五、展望

无论是单药治疗还是与传统治疗手段联合，免疫治疗已经成为晚期 / 转移性 NSCLC 患者不可或缺的治疗选择。免疫治疗的有效应答依赖于肿瘤细胞与 TME 内免疫抑制分子 / 免疫细胞的相互作用。在这些相互作用下，认识免疫治疗与 TME 间的相互作用不仅是剖析作用机制的关键，对指导开发免疫治疗新方法、新策略也具有十分重要的意义。同时应当注意的是，几乎所有免疫治疗的临床试验都显示出免疫介导的 AE，甚至引起受试者的死亡。另外，当不同的免疫治疗联合应用时，通常也会伴有更加严重的不良反应。此外，对于新型免疫治疗的最佳剂量和适当的持续时间仍需要进行大量的探索。最后，关于免疫治疗作为新辅助 / 辅助治疗选择的扩展，以及在这些应用场景下引起免疫介导不良反应的新研究将改善其在临床实践中的应用。

（贾馨竹　朱　波）

参考文献

［1］ GIBNEY GT, WEINER LM, ATKINS MB. Predictive biomarkers for checkpoint inhibitor-based immuno-therapy. Lancet Oncol, 2016, 17 (12): e542-e551.

［2］ HIRSCH FR, MCELHINNY A, STANFORTH D, et al. PD-L1 Immunohistochemistry assays for lung cancer: results from phase 1 of the blueprint PD-L1 IHC assay comparison project. J Thorac Oncol, 2017, 12 (2): 208-222.

［3］ MANSFIELD AS, AUBRY MC, MOSER JC, et al. Temporal and spatial discordance of programmed cell death-ligand 1 expression and lymphocyte tumor infiltration between paired primary lesions and brain metastases in lung cancer. Ann Oncol, 2016, 27 (10): 1953-1958.

［4］ YARCHOAN M, HOPKINS A, JAFFEE EM. Tumor mutational burden and response rate to PD-1 inhibi-tion. N Engl J Med, 2017, 377 (5): 2500-2501.

［5］ RIZVI NA, HELLMANN MD, SNYDER A, et al. Cancer immunology. Mutational landscape determines sensitivity to PD-1 blockade in non-small cell lung cancer. Science, 2015, 348 (6230): 124-128.

［6］ CHAMPIAT S, DERCLE L, AMMARI S, et al. Hyperprogressive disease is a new pattern of progression in cancer patients treated by anti-PD-1/PD-L1. Clin Cancer Res, 2017, 23 (8): 1920-1928.

［7］ PENG S, WANG R, ZHANG X, et al. EGFR-TKI resistance promotes immune escape in lung cancer via increased PD-L1 expression. Mol Cancer, 2019, 18 (1): 165.

［8］ SKOULIDIS F, GOLDBERG ME, GREENAWALT DM, et al. STK11/LKB1 mutations and PD-1 inhibitor resistance in KRAS-mutant lung adenocarcinoma. Cancer Discov, 2018, 8 (7): 822-835.

［9］ AYERS M, LUNCEFORD J, NEBOZHYN M, et al. IFN-gamma-related mRNA profile predicts clinical response to PD-1 blockade. J Clin Invest, 2017, 127 (8): 2930-2940.

［10］ SCHUMACHER TN, SCHREIBER RD. Neoantigens in cancer immunotherapy. Science, 2015, 348 (6230): 69-74.

［11］ GAINOR JF, SHAW AT, SEQUIST LV, et al. EGFR Mutations and ALK rearrangements are associated with low response rates to PD-1 pathway blockade in non-small cell lung cancer: a retrospective anal-ysis. Clin Cancer Res, 2016, 22 (18): 4585-4593.

［12］ MCGRANAHAN N, FURNESS AJ, ROSENTHAL R, et al. Clonal neoantigens elicit T cell immunoreac-tivity and sensitivity to immune checkpoint blockade. Science, 2016, 351 (6280): 1463-1469.

［13］ RIAZ N, HAVEL JJ, MAKAROV V, et al. Tumor and microenvironment evolution during immunotherapy with nivolumab. Cell, 2017, 171 (4): 934-949 e916.

［14］ TAKEDA K, NAKAYNMA M, HAYAKAWA Y, et al. IFN-gamma is required for cytotoxic T cell-depen-dent cancer genome immunoediting. Nat Commun, 2017, 8: 14607.

［15］ LE DT, DURHAM JN, SMITH KN, et al. Mismatch repair deficiency predicts response of solid tumors to PD-1 blockade. Science, 2017, 357 (6349): 409-413.

［16］ ROONEY MS, SHUKLA SA, WU CJ, et al. Molecular and genetic properties of tumors associated with local immune cytolytic activity. Cell, 2015, 160 (1-2): 48-61.

［17］ SHIN DS, ZARETSKY JM, ESCUIN-ORDINAS H, et al. Primary resistance to PD-1 blockade mediated by JAK1/2 mutations. Cancer Discov, 2017, 7 (2): 188-201.

［18］ VANSTEENKISTE JF, CHO BC, VANAKESA T, et al. Efficacy of the MAGE-A3 cancer immunotherapeutic as adjuvant therapy in patients with resected MAGE-A3-positive non-small-cell lung cancer (MAGRIT): a randomised, double-blind, placebo-controlled, phase 3 trial. Lancet Oncol, 2016, 17 (6): 822-835.

[19] WARD-KAVANAGH LK, LIN WW, SEDY JR, et al. The tnf receptor superfamily in co-stimulating and co-inhibitory responses. Immunity, 2016, 44 (5): 1005-1019.

[20] BUCHAN SL, ROGEL A, AL-SHAMKHANI A. The immunobiology of CD27 and OX40 and their potential as targets for cancer immunotherapy. Blood, 2018, 131 (1): 39-48.